好命女人靠养

生好二胎

备孕女人，调好子宫、卵巢、内分泌

熊瑛 主编

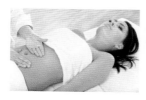 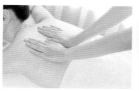 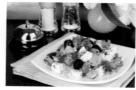 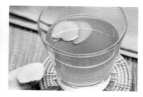

U0385953

黑龙江出版集团
黑龙江科学技术出版社

图书在版编目（CIP）数据

生好二胎/熊瑛主编.--哈尔滨:黑龙江科学技
术出版社,2017.2
ISBN 978-7-5388-9020-4

Ⅰ.①生… Ⅱ.①熊… Ⅲ.①优生优育－基本知识
Ⅳ.①R169.1

中国版本图书馆CIP数据核字(2016)第239361号

生好二胎
SHENGHAOERTAI

主　　编	熊　瑛
责任编辑	刘　杨
摄影摄像	深圳市金版文化发展股份有限公司
策划编辑	深圳市金版文化发展股份有限公司
封面设计	深圳市金版文化发展股份有限公司
出　　版	黑龙江科学技术出版社
	地址：哈尔滨市南岗区建设街41号　邮编：150001
	电话：（0451）53642106　传真：（0451）53642143
	网址：www.lkcbs.cn　www.lkpub.cn
发　　行	全国新华书店
印　　刷	深圳市雅佳图印刷有限公司
开　　本	723 mm×1020 mm　1/16
印　　张	10.5
字　　数	120千字
版　　次	2017年2月第1版
印　　次	2017年2月第1次印刷
书　　号	ISBN 978-7-5388-9020-4
定　　价	29.80元

宝宝的"质量"取决于母亲孕前的体质！

人们常说孕期女性"一人吃两人用"，这话不无道理，在妊娠期间，宝宝完全是靠着母体提供的营养成长的，母体状况良好，营养充足，宝宝自然会聪明伶俐、健康活泼；反之，母体营养不良，不仅会影响胎儿发育，甚至会导致流产、早产、宝宝天生体质差等问题，因此，母亲的身体状态直接决定了宝宝的先天素质。如果你想拥有一个健康的宝贝，就需要好好备孕，而备孕首要任务是调好与孕育生命息息相关的子宫、卵巢、内分泌。

孕育新生命是顺其自然、水到渠成的事情，可是随着时代的变迁，社会的进步，怀孕却变得千辛万苦，不孕、难孕、差孕的现象逐年增加。实际上，科学而又清晰地了解怀孕的相关知识，认识到其中的重中之重，有的放矢地做好备孕工作，在天时地利人和的情况下，就能孕育出一个优质、健康的宝宝。

如何才能做到优生呢，影响受孕的因素有哪些，备孕女性怎样将身体调整至最佳状态？……这一个个疑问都将在本书中得到解决。我们以对女性孕育生命最重要的子宫、卵巢、内分泌为线索，用通俗易懂、生动平实的文字，详细介绍了孕前身体调养的必要性、有利于受孕的生活环境和作息习惯等内容，并列举了对女性备孕有益的食物，以菜品的形式展现，清楚直接，然后详解了对于女性备孕调养有益的特效穴，以中医的角度对时下影响女性怀孕的常见妇科病症进行了辨证，一一用古法理疗加以防治。书中还配备了高清的菜品图及取穴图、理疗操作图，轻松学做备孕饮食，简单理疗调养。

另外，当幸"孕"来临时，千万不可大意，稳稳保胎是关键。如果暂时没怀上，也别太着急，放松心情。希望备孕夫妻们在认真地看完这本书之后，能够对备孕和怀孕有一个清晰的认识，争取怀上棒棒的一胎。

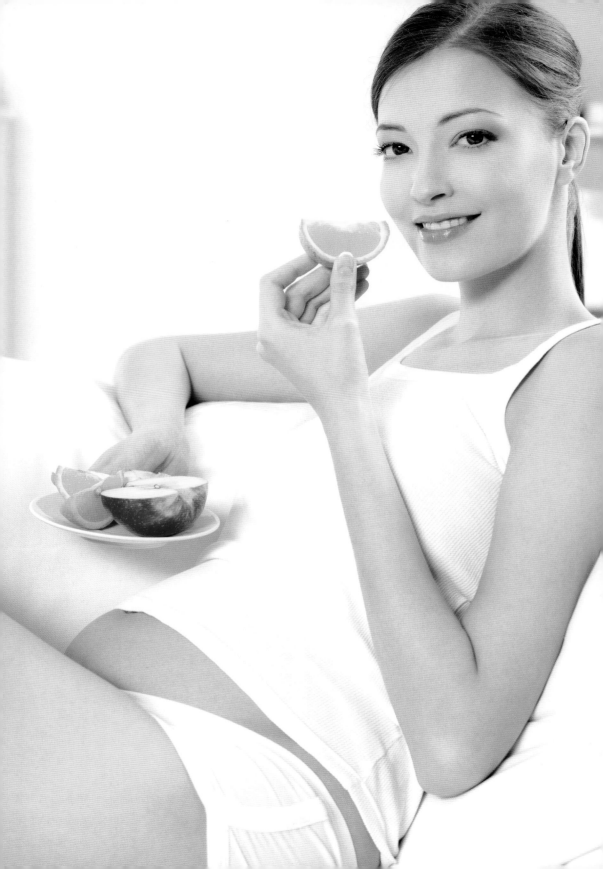

目录

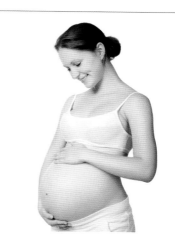

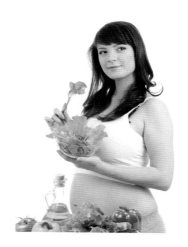

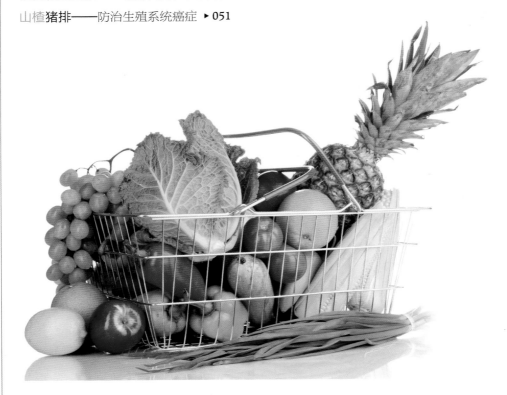

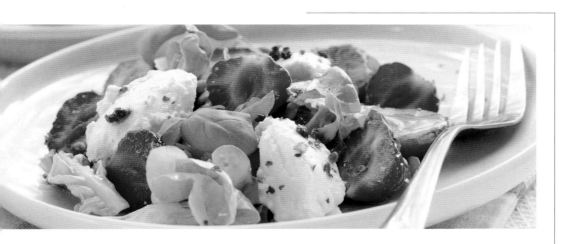

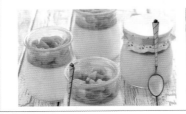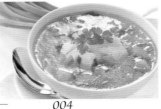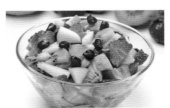

别怕难为情，了解生殖系统

女性的生殖系统对于大多数人来说一直是个谜，每每谈及便觉得尴尬。但是，不了解生殖系统，就无法尽早发现自身生殖系统出现的病变迹象，对女性健康是极为不利的。

女性生殖系统包括内生殖器和外生殖器两个部分。内生殖器由生殖腺（卵巢）、输卵管道（输卵管、子宫、阴道）和附属腺（前庭大腺）组成；外生殖器即女阴，包括大阴唇、小阴唇、阴蒂、阴道前庭。在孕育的过程中，卵巢是产生卵细胞和分泌女性激素的器官，成熟的卵细胞从卵巢表面排出，经腹膜腔进入输卵管，在管内受精后移至子宫内膜发育生长，分娩时胎儿经阴道娩出。

▌1.生殖腺——卵巢 ▌

卵巢呈扁椭圆形，左右成对。在小骨盆上口平面，贴靠骨盆侧壁。

卵巢是实质性器官，可分为浅层的皮质和深层的髓质。皮质内藏有胚胎时期已生成的数以万计的原始卵泡，性成熟期之后，成熟的卵泡破溃后将卵细胞排出。一般在每一个月经周期（28天）排一个卵细胞。

卵巢的形状、大小因年龄而异。幼年卵巢小而光滑，成年后卵巢增大并由于每次排卵后在卵巢表面留有瘢痕而显得凹凸不平，更年期后卵巢会逐渐萎缩。

▌2.输卵管 ▌

输卵管是一对弯曲的喇叭状的肌性管，长10～12厘米，内端连接子宫，外端开口于腹膜腔，在开口的游离缘有许多指状突起叫输卵管伞，覆盖于卵巢表面。卵细胞从卵巢表面排入腹膜腔，再经输卵管腹腔口进入输卵管。

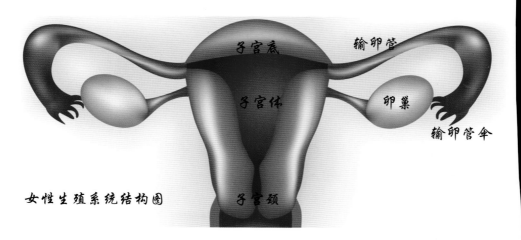

女性生殖系统结构图

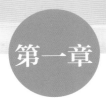

第一章

释放生命的小宇宙，埋下幸福种子

子宫是孕育胎儿的场所，受精卵在这里着床，逐渐生长发育成成熟的胎儿，足月后，子宫收缩，娩出胎儿……备孕的你应该知道这些基础知识。

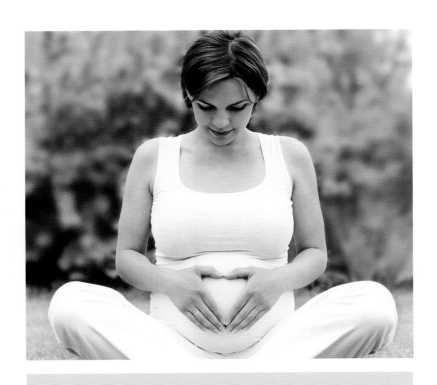

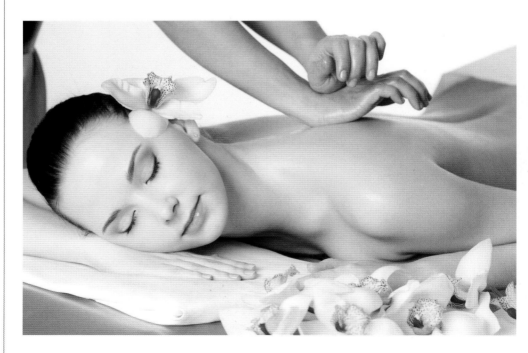

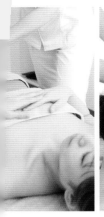
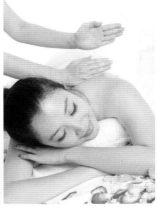

第四章
经穴调理，各个击破，迎接你的小幸福

渗透入内的女性调理要穴

简单有效的女性常见病理疗法

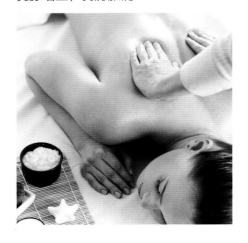

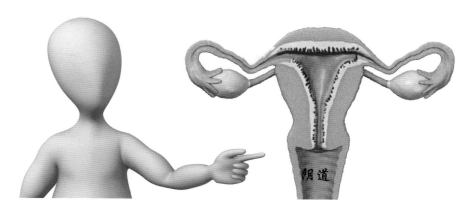

阴道

3.子宫

　　子宫是孕育胎儿的器官，呈倒置梨形，前后略扁，可分为底、体、颈三部。上端向上隆凸的部分叫子宫底，在输卵管入口平面上方；下部变细呈圆筒状的叫子宫颈，底和颈之间的部分叫子宫体。底、体部的内腔呈前后压扁的、尖端向下的三角形叫子宫腔；子宫颈的内腔叫子宫颈管，呈梭形，上口叫子宫内口，通子宫腔；下口叫子宫外口，通阴道。

　　子宫壁由黏膜、肌膜和浆膜三层构成。子宫黏膜叫子宫内膜，子宫底和体的内膜随月经周期（约28天）而变化，呈周期性的增生和脱落，颈部黏膜较厚而坚实，无周期性变化。肌膜是很厚的纵横交错的平滑肌层，怀孕时肌纤维的长度和数量都增加。浆膜即包绕子宫的腹膜脏层。

　　子宫位于小骨盆腔中央，在膀胱和直肠之间，下端接阴道，两侧有输卵管和卵巢。成年女子子宫的正常位置呈轻度前倾屈位，子宫体伏于膀胱上，可随膀胱和直肠的虚盈而移动。

4.阴道

　　阴道是一前后压扁的肌性管道，由黏膜、肌膜和外膜构成，大部位于小骨盆腔内，后方以结缔组织和直肠紧密粘连，前方与尿道也以结缔组织牢固连接，上端连接子宫颈，下部穿过尿生殖膈，开口于阴道前庭。阴道具有较大的伸展性，分娩时高度扩张，成为胎儿娩出的产道。

5.附属腺和女阴

　　女性外生殖器（女阴）包括阴阜、大阴唇、小阴唇、阴蒂、阴道前庭、前庭球等结构。前庭大腺相当于男性尿道球腺，形如豌豆，位于前庭球两侧部的后方、阴道口的两侧，导管开口于阴道前庭。

当精子与卵子约会

卵子是女性最大的生殖细胞，也是女性独有、产生新生命的母细胞。一个小生命的诞生，只需要一个在对的时间和对的地点碰上精子的卵子，优质的精卵细胞需要优质的精子和卵子结合。

当一个女性还在妈妈子宫里的时候，她小小的卵巢中已有了数百万个卵母细胞，每一个卵母细胞都被包裹在一个原始卵泡中，妥善地收藏着。一般来讲，女性一生能够成熟、排到卵巢外面等待受精的卵子，一共400～500个。

▎1.新生命的开始——受精卵▎

精子通过性交进入阴道后，沿女性生殖道向上移送到输卵管。精子一旦进入女性生殖道即经历成熟变化并存活2天左右。

而卵子从卵巢排出后经8～10分钟就进入输卵管，经输卵管伞部到达输卵管和峡部的连接点处（输卵管壶腹部），并停留在壶腹部。如遇到精子即在此受精，人类卵细胞与精子结合的部位大多都是在输卵管壶腹部。

成群的精子在运行过程中经过子宫、输卵管肌肉的收缩运动，大批精子失去活力而衰亡，最后只有20～200个的精子到达卵细胞的周围，最终只能有一个精子与一个卵子结合。

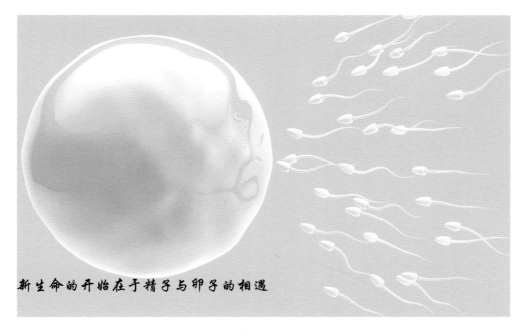

新生命的开始在于精子与卵子的相遇

2.受精过程约需24小时

当一个获能的精子进入一个次级卵母细胞的透明带时，受精过程即开始，到卵原核和精原核的染色体融合在一起时，则标志着受精过程的完成。

受精的过程包括精子与卵子接触，精子穿过卵细胞的放射冠和透明带，次级卵母细胞进行第二次分裂及两性原核的融合。

受精之前，精子的表面膜和卵子的微纤毛都有明显的超微结构变化，卵细胞外围的放射冠细胞在输卵管黏膜和精液内酶的作用下分散，若干个精子借助自身的运动穿过放射冠。10分钟内精子借顶体的顶体反应穿过透明带，穿过后只有一个精子能进入卵细胞内，随即抑制其他精子穿入。精子进入卵细胞后再进入卵黄，释出第二极体，精子尾部消失，头部变圆、膨大，形成雄原核，卵黄收缩，透明带内出现缝隙，而次级卵母细胞完成第二次有丝分裂，排出第二极体后，主细胞成为成熟的卵细胞，其细胞核形成雌原核，雌雄原核接触、融合形成一个新细胞，恢复46个染色体（父系母系各23个），这个过程就称为受精。

受精卵形成后，由输卵管转移到子宫中进行胚胎发育，还要经过3～4天的"蜜月"旅行才能从输卵管到达子宫。此时的子宫内膜像一个温暖舒适的宫殿。受精卵经过卵裂后形成人的胚泡，它能分泌一种蛋白分解酶，侵蚀子宫内膜，使受精卵植入其中，这在医学上叫作"着床"，从此怀胎。需特别注意的是要在女方的排卵期前后发生正常的性交，以保证精子、卵子有相遇的机会。

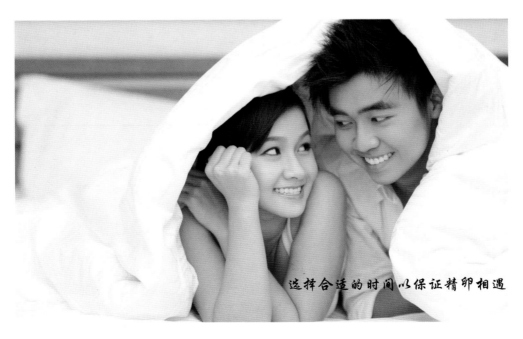

选择合适的时间以保证精卵相遇

佳期如梦，这个时候怀孕是很好的

任何一对夫妻都想生个既聪明又健壮的孩子，这样就需要一个好的受孕环境，虽然生命的孕育只有10个月，但夫妇们往往在受精前的3个月，甚至6个月，就开始了孕育准备，力求在优身、优时、优境的最佳状态下，让最健康最富活力的精子和卵子结合，将父母双方的优良基因高度重新组合并呈现出来。

┃1.如何优身受孕┃

怀孕前3个月要双方身体健康无病，任何一方如果患有结核病、肝炎、肾炎，特别是女性患有心脏病、糖尿病、甲亢、性病、肿瘤都不宜受孕，病愈后也要3个月后再受孕；孕前3个月双方停止酗酒和吸烟；孕前3个月都要慎用药物，包括不要使用含雌激素的护肤品。从事对胎儿有害职业的夫妻，尤其是女性一定要在孕前3个月暂停作业；长期服用避孕药避孕的女性，要在停药6个月后再孕；不要在疲劳时性交受孕；过胖和过瘦的女性应把体重调整到正常状态再受孕。

为减少"早孕反应"使身体营养损失，要在准备怀孕前3个月积极进食富含营养素的食物，如含叶酸、锌、钙的食物；多吃瘦肉、蛋类、鱼虾、动物肝脏、豆类及豆制品、海产品、新鲜蔬菜、时令水果；男性多吃鳝鱼、泥鳅、鸽子、牡蛎、韭菜，少食火腿、香肠、咸肉、腌鱼、咸菜，不吃熏烤、油炸食品等，少吃罐头，少喝碳酸饮料、咖啡，戒烟戒酒。

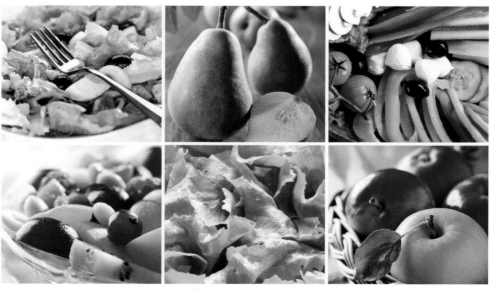

健康饮食，优身受孕

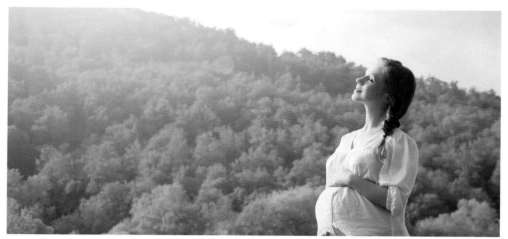

好的年龄，好的季节，优时受孕

2.如何优时受孕

★ 在最佳的生育年龄段受孕

据研究表明，中国人的最佳生育年龄为24~34岁，即男性在30~40岁、女性在24~29岁时生下的孩子较健康。

最佳生育年龄女性生理与心理均趋成熟，精力充沛，利于孕育和抚育胎儿及婴儿，可避免胎儿发育不良、妊娠并发症及流产、死胎或畸胎。因为智力的遗传大多来自父亲，30岁以上的父亲不仅智力成熟，且生活经验较丰富，能够懂得和接受胎教知识，特别是会关切爱护妻子，从而使胎儿生长发育良好。

★ 在最佳受孕季节——夏末秋初时怀孕

夏末秋初气温适宜，避开了病毒流行、疾病爆发的时间。有丰富的食品可使孕妇得到最充足的营养并储备于体内，以预防妊娠早期孕吐反应所造成的营养损耗，利于胎儿早期大脑发育。到妊娠中、晚期正值春季，宜人的环境非常有利于胎教。尽量不要在冬春季节受孕，因为此时灰尘多、风沙大、气候不稳定，孕妇极易被流行病毒感染，情绪波动，抵抗力下降，从而导致胚胎畸变。若此时已受孕，应做好防护措施，避免病毒感染、情绪波动等。

3.如何优境受孕

受孕时要避开自然界环境这些变化：太阳磁暴、地震、日月食、月圆之夜都会使人的情绪发生很大波动，并且精卵细胞质量下降；雷电交加之时产生强烈的X射线会引起生殖细胞染色体畸变；太阳黑子周会发生太阳耀斑，对生殖细胞和胚胎有伤害，导致胎儿出生后智力不良。

女人，你算得准自己的排卵期吗？

正常育龄妇女卵巢每月排出一个成熟卵子，卵子排出后进入输卵管，一般可以存活1～2天，而男子产生的精子则是连续的。精子通常在女性生殖道内保持活性2～3天，如妇女在排卵前后一定时间内有性生活，就有怀孕的可能。这段时间称为"排卵期"。掌握这个时期很重要，一方面可以使那些因错过了女性排卵期过性生活而导致不孕的夫妇能有极大受孕的可能，也可使那些暂时不想怀孕的夫妇，在没有其他避孕措施的情况下防止受孕。常用的推算"排卵期"的方法有：

1.基础体温测定法

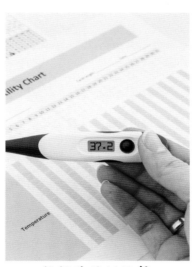

基础体温是早晨醒后未做任何活动时在床上测得的体温，它间接反映卵巢的功能。排卵前基础体温比正常体温低，在排卵时体温持续下降0.1～0.2℃，排卵后体温立即升高0.3～0.5℃，一直到月经来潮前；来潮前1～2天，体温又会下降。此即所谓的双相曲线，表示有排卵。如体温始终接近同一水平，称单相曲线，表示无排卵。

注意：受测者必须睡眠6～8小时后测，每日把所测数据记录在坐标纸上，连续测量2～3个月经周期。因此测量基础体温最好从月经来潮第一天开始，坚持每天测量，并用坐标纸记录，以便观察分析。

根据体温测排卵

2.比林斯法

比林斯法是自我观察宫颈黏液并预测排卵的方法。自月经干净后到排卵日，宫颈黏液有一系列的动态变化：

外观：由混浊变为半透明，直至透明。

量：由少到中，直到多。

拉丝度：即黏液拉成丝状的长度，由不能拉丝，一拉即断，到逐渐拉长，直至可以拉到10厘米左右。

外阴：自我感觉由干燥转为潮润，最后为滑。

每晚临睡前用手纸擦一下阴道口（不要擦阴道内），观察手纸上黏液透明度、量、拉丝度（用空白手纸轻贴手纸上的黏液慢慢拉长），并把外阴的感觉（干燥或湿或滑）

一并记录下来。滑的感觉可能持续1~3天。润滑感最后一天称为"黏液高峰日",黏液高峰日一般出现在排卵前2天至排卵后3天,月经过后开始产生第一天到"黏液高峰日"最后第三天视为可孕期,其余为安全期。通过观察子宫颈黏液和外阴的感觉来推测排卵日的方法被称为"比林斯自然避孕法"。

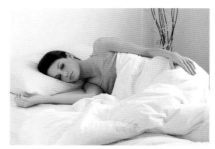

临睡前观察宫颈黏液测排卵

3.行经日期推算法

一般认为每次排卵都应在月经来潮前14天左右,故将排卵前5天至排卵后5天称为"排卵期"。然而,这种方法不太可靠,因为大多数妇女月经不那么规律。相比之下前两种方法较可靠,但有些麻烦。在这里我们向您介绍一种简便而较可靠的推算方法。

计算公式:

排卵期第1天 = 最短1次月经周期天数–18天

排卵期最后1天 = 最长1次月经周期天数–11天

在采用此公式计算之前,要求本人连续8次观察、记录自己的月经周期(月经周期的计算是从此次月经来潮的第一天到下次月经来潮的第一天),得出本人月经周期的最长天数和最短天数,代入以上公式得出的数字分别表示该妇女"排卵期"的开始和结束的时间。如:某一育龄妇女前8个月的月经周期最长为30天,最短为28天,代入公式为:

排卵期第1天 = 28天–18天 = 10天

排卵期最后1天 = 30天–11天 = 19天

这位妇女的"排卵期"为开始于本次月经来潮的第10天,结束于本次月经来潮的第19天。

如果通过观察,你的月经很规律为28天一次,那么你可将月经周期的最长天数和最短天数均定为28天,代入公式,可计算出你的"排卵期"为:本次月经来潮的第10~17天。此种计算方法是以本次月经来潮第一天为基点,向后顺算天数,而不是以下次月经来潮为基点,倒算天数,因此不易弄错。找出"排卵期"后,如想怀孕,可从"排卵期"第一天开始,每隔一日过一次性生活,连续数月,极有可能怀孕。

男宝宝？女宝宝？染色体说了算

从古至今，生男生女都是一个令人关注的问题，很多夫妻都想知道生男生女是由什么决定的，社会上亦广泛流传着各种生男生女的验方。总之，人们希望按照自己的意愿生出理想的后代。由于多年来封建思想的影响，有些人认为不生儿子就是女方无能，于是未生儿子的妇女遭到爱人、公婆的虐待。但是，随着科学的发展，人们知识的增长，逐渐认识到生男生女并不是女方无能，而是由父母双方的性染色体决定的。

人类的体细胞中有23对（46条）染色体，其中一对为性染色体，22对为常染色体。性染色体是决定性别的。女性的性染色体为XX，男性的性染色体为XY。生殖细胞由于减数分裂的缘故，只有23条染色体，因此，女性只能产生一种具有性染色体X的卵子，男性却能产生两种精子，一种具有性染色体X的精子，另一种具有性染色体Y的精子。

当卵子和精子结合以后，如果卵子和含有性染色体X的精子结合，受精卵就是XX型，可发育成女胎；如果卵子和含有性染色体Y的精子结合，受精卵就是XY型，可发育成男胎。

性染色体XX和性染色体XY能够决定性别，是由于在这些染色体上存在有控制性别的基因。无论是男孩还是女孩，在它们的胚胎早期都不能辨认出来。早期胚胎既不是女性，也不是男性，而是中性。胚胎内存在两种性腺，一种是外层组织即皮质，另一种是间质组织即髓质。

此外，胚胎内还存在两套导管，苗勒氏管和午非氏管。在正常性分化过程中，这两种性腺只有一种发育正常，继续存留，而另一种则逐渐退化而消失。如果这个胚胎存在两条XX染色体，胚胎中性腺皮质部分就大大地发展起来形成一个卵巢，苗勒氏管变成女性的输卵管、子宫和阴道的上端，而髓质部分就逐渐退化消失，胚胎最后发育为女性，待青春期可有月经、乳房发育、外阴、子宫输卵管等女性特征。如果这个胚胎有一条Y染色体和一条X染色体，性腺的皮质部分就停止发育，而髓质部分大大发展起来，形成睾丸，午非氏管最后形成尿道、阴茎、阴囊，发育成一个男性，待青春期可出现喉结、长胡须、精子形成等男性特征。而如果性染色体的功能出现障碍，就不能形成一个完整的性腺，因而导致性畸形的发生，如"中性人""阴阳人"等。

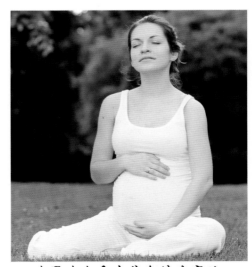

生男生女是由染色体决定的

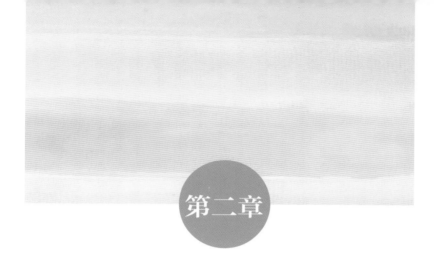

第二章

会养护的女人，能为宝宝提供一方生长净土

　　备孕是优孕的关键，恰当的孕前准备能让孩子决胜在起跑线上，孕前点点滴滴的付出和努力能无限扩大到孩子的未来上，所以身为妈妈的你得学会养护自己。

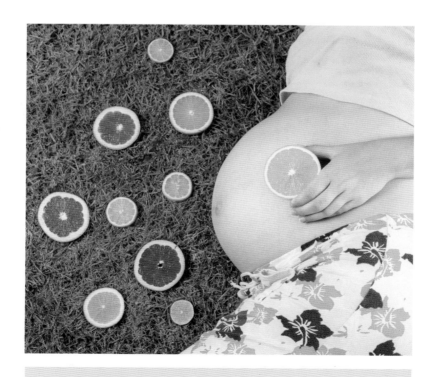

为什么怀不上：九大因素影响受孕

谁都知道，种子离不开土地，土地离不开种子。种子离开土地就不会生根、发芽、开花、结果，相反，土地离开种子就不会有大地的丰收，一个新生命的孕育亦如此。尽管现代医学对妊娠的了解已经越来越全面，但是对于不孕的研究却还存在着许多未知数。有些女性备孕几年都怀不上孩子，那就要检查是"种子"还是"土地"出问题了，如果"种子"没问题，那多半就是"土地"的问题了。

1.年龄

卵子是从一出生就相伴女性朋友的，年龄、生活方式、环境都会影响到卵子的质量，年龄越大，剩余的生育功能正常的卵子数量就越少。从女性的生理规律来说，生育能力最强在20～24岁，30岁以后缓慢下降。35岁以后迅速下降，35岁时是25岁时的一半，40岁时是35岁时的一半。44岁以后约有87%的女人失去了受孕能力。

2.过度肥胖

病态式肥胖的妇女尝试生育治疗的成功率较低。女性想要宝宝时应采用健康的方式减肥。这是因为肥胖会破坏女性内分泌，也会阻碍排卵，还会引发各种健康问题，例如：高血压、糖尿病、心脏病等。这些疾病也可能造成妇女不孕，并且会在怀孕过程中造成一些并发症。

过度肥胖影响怀孕

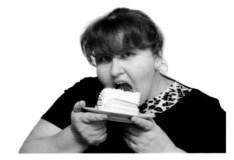

3.盲目减肥

除了过度肥胖影响女性怀孕外，盲目过度减肥有可能导致内分泌紊乱、月经周期失调、排卵停止。过度节食所带来的营养不均衡、微量元素严重缺乏也会影响到生育能力。尤其是年龄超过30岁的女性，生育能力本身已经下降，更要谨慎减肥。

盲目减肥影响怀孕

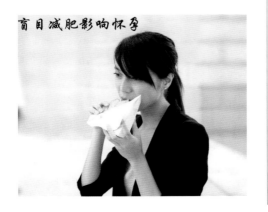

4.不良性生活

有些年轻女性性爱不卫生、性乱，感染性病，常常处在潜伏期，一时还看不出影响，但不知不觉地引发了盆腔炎，造成不孕症。经期行房事容易使细菌和血液通过松弛的宫颈口进入盆腔，引发感染。更严重的是，如果逆流的经血在盆腔里残存下来，就会造成子宫内膜异位症。

5.生殖器官炎症

患阴道炎时，阴道内酸碱度发生变化，白细胞增多，这些都会妨碍精子的成活，活动度下降，宫颈炎症造成的局部内环境改变，不利于精子通过宫颈管，从而导致不孕。

6.人工流产

流产的次数与发生不孕的概率成正比。多次人工流产易导致盆腔附件炎，输卵管发炎后堵塞，发生不孕。人工流产时的高活性子宫内膜碎片，很容易转移到盆腔内种植形成子宫内膜异位症导致不孕症。而且反复人工流产还会使子宫内膜变得很薄，日后一旦怀孕，胚胎就像沙地里的小苗，得不到充分的养分，容易发育不良、自行流产。

7.精神紧张压力过大

就业竞争加剧使很多职场女性压力增大，长期处于忧虑、抑郁或恐惧不安的精神状态都会影响女性怀孕。另外，自身免疫力和抗病能力下降，也会影响胎儿的健康。因此，正值生育年龄的女性，如果环境改变、情绪波动、长期处于极大的压力下，就一定要注意排解压力。

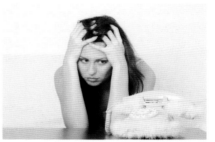

精神压力大影响怀孕

8.酒精、咖啡

经常饮酒，尤其酗酒的女性，生育能力会明显减弱。因为酒精会妨碍营养物质的吸收，仅仅一杯红酒就可能减少体内锌的含量，而锌是生育能力的基本因素。即使每天只喝两杯咖啡，也会在50%的程度上降低生育能力。

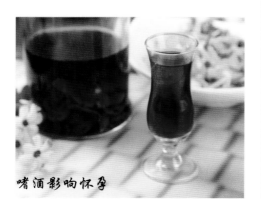

嗜酒影响怀孕

9.有害化学物质

不少化学物质中的毒素会破坏卵细胞，还很有可能造成内分泌紊乱。一些防水服装、杀虫剂、食品包装、室内装饰品、特氟化龙不沾涂料等商品所含有的全氟化学物质，不仅会给人体肝脏、免疫系统、生育器官带来毒性，导致不孕，还会影响胎儿发育。

有害化学物质影响怀孕

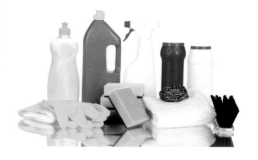

调好内分泌，怀得上，生得好

内分泌对于女性的重要性不言而喻，健康的人体是由内分泌系统各种激素（荷尔蒙）和神经系统一起调节人体的代谢和生理功能。内分泌系统参与调节人体的代谢过程、生长发育、生殖衰老等许多生理活动和生命现象。当人体内分泌系统出现紊乱时，随之就会出现各种体征，尤其是女性，症状更为明显。

孕前早知道，内分泌究竟有多重要

不孕与内分泌有关系吗？这是很多人都比较关心和在意的问题。众所周知，内分泌失调会影响我们的气色，但严重失调会导致不孕不育，这是真的吗？

内分泌是人体生理功能的调控者，它通过分泌激素在人体内发挥作用，如果出现内分泌失调，人体就可能会出现许多异常情况，而内分泌失调是否影响女性的生殖能力，要看病变的详细程度和情况。

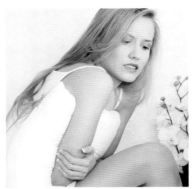

内分泌失调会影响女性健康

通常内分泌失调造成女性不孕有以下几种原因：

1　排卵障碍

这是女性不孕症的主要原因之一，又称为不排卵。内分泌失调引发的排卵障碍导致卵子无法顺利排出并与精子结合，导致不孕。

2　黄体化非破裂卵泡

黄体化非破裂卵泡是指内分泌学上显示黄体化现象，但因卵泡不破裂，卵子不能排出的一种无排卵现象。

3　黄体功能不全

黄体功能不全是指黄体分泌的雌、孕激素不足，子宫内膜的分泌性变化不充分。黄体功能不全常导致黄体期出血、妊卵着床障碍、不妊、习惯性流产。

4　卵巢早衰

卵巢早衰是指不满40岁（或35岁），因卵巢功能障碍而导致的闭经。具体包括初潮正常，40岁以内的闭经、高促性腺激素、低雌激素、卵巢活检无卵泡存在。

5 功能失调性子宫出血

由于下丘脑—垂体—卵巢性腺轴功能紊乱，使子宫内膜反应异常，其组织学变化失去规律性，可以是从增殖期到分泌期的任何一个阶段的改变。功能失调性子宫出血者大部分为无排卵性出血，卵泡有某种程度的发育并持续存在，但不能排卵也无黄体形成，长期受雌激素作用的子宫内膜以破绽出血或消退出血的形式出血，量的多少、持续时间长短都不确定。

内分泌失调多与外界的一些非疾病因素有关，一般通过日常的调理可自愈。但如果发生长期的内分泌失调，则需要引起注意，很可能由体内的器质性病变所致，应及早进行相关检查以明确病因，以免对怀孕造成不良影响。

内分泌失调，你中招了吗？

都知道内分泌失调是女性魅力与健康的头号"杀手"，所以能否及时发现自己内分泌失调并加以调理显得尤为重要。那么有哪些表现提示你可能是内分泌失调呢？

1.乳房病症

乳房胀痛、乳腺增生，其主因就是内分泌失调。乳房更重要的作用则是通过雌性激素的分泌增进其生长发育，所以一旦内分泌失衡、紊乱，便容易形成乳腺增生及乳腺癌。

2.皮肤恶化

皮肤上突然出现了许多黄斑、脸色发暗、有色斑，抹了许多的化妆品也无济于事，其实这不只是单单的皮肤问题，这些色斑也是内分泌不稳定时加之受到外界因素不良刺激造成的。

3.妇科病症

妇科内分泌疾病很常见，子宫内膜异位症、痛经、月经不调和月经量不规律等都是妇科内分泌的疾病，有一些面部色斑也是由于内分泌失调引起的。

4.肥胖

"喝凉水都长肉"，不少人常常发出这样的感慨。这可能和本人的内分泌失调有关系，喜食高热量、高脂肪的食物，不注意膳食平衡等饮食习惯也会对内分泌产生影响。

5.不孕

有的女性婚后多年，性生活正常，却怀孕无望。去医院检查，医生告之，先调内分泌。究其原因，是因为内分泌失调，使得大脑皮质对内分泌的调节不灵，引起某些与怀孕密切相关的激素正常的分泌紊乱，影响怀孕；或是子宫内膜受损，对女性激素的反应不灵敏，反射性地影响内分泌的调节，降低了受孕成功的机会。

6.体毛过多

不管男女，体内的内分泌系统都会同时产生与释放雄激素与雌激素，差异在于男生的雄性激素较多，女性的雄性激素较少，这样才会产生各自的特征。但当体内的内分泌失调时，女性雄性激素分泌过多，就可能会有多毛的症状。

7.脾气急躁

更年期女性通常会出现一些脾气急躁、情绪变化较大的情况，出现出汗、脾气变坏等，这可能是女性内分泌功能下降引起的。

8.白发、早衰

白发早衰也可能是内分泌问题。另外，内分泌失调，尤其是性激素分泌减少，是导致人体衰老的重要原因。

内分泌失调给女人带来的是身体和精神上的双重折磨，不仅仅表现在面部黄褐斑、乳房肿块和子宫内膜异位症、子宫肌瘤激素依赖的疾患，而且也容易反过来导致女性出现焦虑、愤怒、抑郁等许多不良情绪。

为什么内分泌失调会缠上你？

内分泌就像是女人的一把保护伞，当它和身体和谐相处时，会使女人娇艳如花；一旦内分泌失调，则会给女人带来很多麻烦。据统计：中青年女性面部黄褐斑发生率为28.2%；30岁以上妇女患乳房肿块较高，为38.8%～49.3%，其中有1%～2%可能会转化为乳腺癌。这些都与内分泌有或多或少的关系。有研究表示，由于家庭和社会多方面的压力及内外环境的变化，会影响到精神和体质，进而引起大脑—垂体—卵巢的功能失调，从而引起月经改变，进而导致妇科内分泌失调的症状，如月经紊乱、面部有痘斑等。

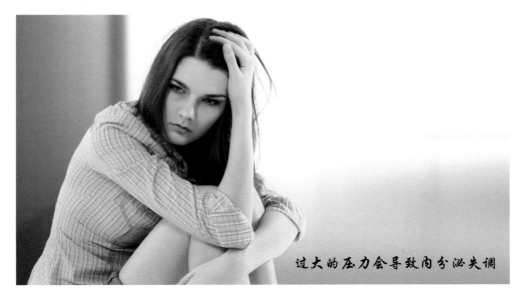

过大的压力会导致内分泌失调

导致内分泌失调的原因有很多，比如：

1 环境因素

由于空气中存在一些化学物质，通过各种渠道进入人体后，就会形成一系列的化学反应，导致内分泌失调。

2 生理因素

人体的内分泌腺激素可以让人保持生理平衡，但这些生长调节剂一般会随年龄的增长而失调。有些人的内分泌失调是来自于遗传。

3 情绪因素

心理原因对内分泌的影响很大。受到工作等各方压力的影响，神经处于紧张状态，情绪改变异常。这就会造成激素分泌的紊乱，导致内分泌失调。

4 营养因素

人体维持正常的生理功能就必须要有足够的、适当的营养，否则身体就会产生内分泌问题。

另外，以下三类人群是内分泌失调的易发人群：

1 经常吃快餐的人群

容易摄取过多的人工激素。

2 经常加班熬夜的人群

容易导致新陈代谢失调，每晚睡4小时或不足4小时的人，身体新陈代谢会出现问题。

3 血液循环不畅的人群

体内淋巴液与血液循环是否通畅，会影响身体对于废物、毒素等物质的排出速度。

经常熬夜加班会导致内分泌失调

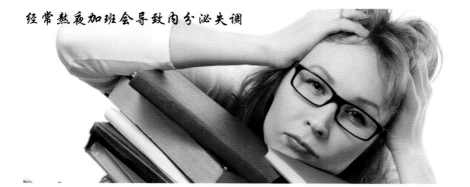

养生六法伴您调好内分泌

相信大家都十分了解，女性内分泌系统的功能主要是由下丘脑—垂体—卵巢轴所调节，然而内分泌系统有时十分调皮，它要是乱了该怎样调节呢？

1.不熬夜

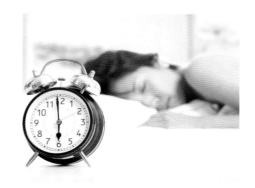

熬夜对于女生的危害是毋庸置疑的，经常熬夜或作息不正常的人不仅老得特别快，健康也会严重受损。内分泌系统正常运作的前提是充足规律的睡眠，所以能不熬夜就尽量别熬夜。要提高睡眠质量，可以在上床睡觉之前的2~3小时内进行锻炼，可使睡眠保持平稳。同时，在睡前泡个热水澡或者喝杯热牛奶也有好处。

2.多做运动

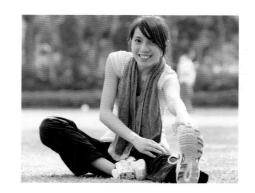

有氧运动可提升身体能量，至少要达到每周3次、每次30分钟、运动后每分钟心跳达130下的有氧运动才能有助于健康。千万别小看这短短30分钟的运动，它除了可以帮助消耗热量、减轻体重外，还能将氧气带到全身各部位，提升新陈代谢率、有效燃烧脂肪，效果会持续数个小时之久。

3.少吃快餐

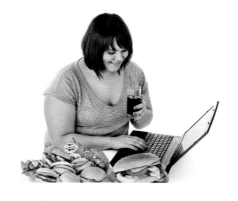

快餐带给女性的是心血管系统疾病和生殖系统肿瘤的高发病率。摄取过多的饱和脂肪会刺激雌激素过度分泌，脂肪中的类固醇可以在体内转变成雌激素，促使乳癌细胞形成。摄取人工激素过多，体内毒素过多，也会造成内分泌失调。因此，不要怕麻烦，多自己做菜煮饭。

4.多吃黄豆

黄豆和豆制品中含有大量植物雌激素，在预防乳腺癌方面扮演重要角色，尤其是黄豆，可以改变体内激素的分泌。临床医学研究显示，黄豆及豆制品具有平衡体内雌激素的作用，当体内雌激素太低时，黄豆或豆制品会使它增加，但当雌激素太高时，黄豆或豆制品也会使它减少。

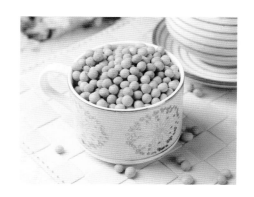

5.全身按摩

从四肢末梢朝心脏方向按摩，可以推动淋巴及血液的流动，能使肌肉的代谢更加旺盛，提供细胞更多促进代谢的营养素和帮助脂肪燃烧的氧气，同时加速排出废物。每天看电视的时候顺便做做按摩，轻轻松松就能更健康。

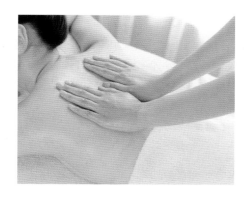

6.泡澡

泡澡是维持身心平衡最简单的方法之一，利用高温反复入浴的方式，可以促进血管收缩、扩张。每次泡澡3分钟，休息5分钟再入浴，重复三次，就能在不知不觉中消耗大量能量，效果相当于慢跑一千米。同时，泡澡也能促进老旧角质更新，保持肌肤光滑细嫩。

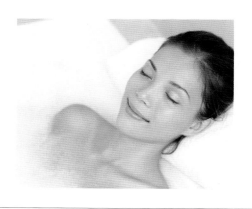

深知女人身，别让子宫变成宝宝的"冷宫"

每当月事将至，子宫必须竭尽能力排除毒素与清洗，让生命之床能保持最佳状态。许多女性在生理期间容易腹泻，就是子宫收缩而成，如果生活习惯没有调整改善，进一步会出现痛经、缺血性头痛、经期感冒、下腹坠胀、腰酸的现象。一旦体质偏寒的时候，子宫就成为了冷宫，不仅难以受孕，内分泌失调，也开始种下肿瘤因子。

▌小小的子宫，大大的使命▌

古语云，"鸟尽弓藏，兔死狗烹"，意指鸟没有了，弓箭也就收起来不用了；兔子死了，猎狗也就被煮来吃了。现今"子宫无用论"宣扬的就是相同的道理。但是，子宫切除后，就会丧失它的所有功能。切宫防癌的观点和做法是不恰当的，弊多利少，甚至是错误的。

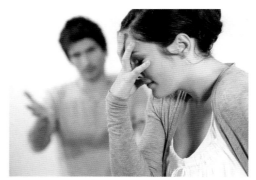

切宫防癌是不恰当的

1 子宫的功能有哪些?

月经功能：每月一次的月经来潮是女性健康的标志，同时也是女性新陈代谢的重要组成部分，具有促进女性造血系统的更新、排除体内毒素等作用。

生育功能：是完成人类繁殖、延续的重要功能，是一个女性走向成熟的标志。

内分泌功能：此功能长期以来被人们所忽略。最新的研究发现，子宫除为双侧卵巢提供50%～70%的血供维持卵巢的功能外，本身还分泌许多激素如：前列腺素、泌乳素、胰岛素生长因子、松弛素、上皮生长因子、内皮素、细胞因子及酶等，参与女性的内分泌功能，起到不可替代的作用。

免疫功能：子宫作为全身免疫功能环的其中一个环节，在维持全身免疫功能方面起到一定的作用。

2 如无必要，子宫不能切除

从子宫解剖结构来看，子宫与周围脏器有着密切的联系。子宫动脉供给子宫血液及营养，同时它的血液通过分支血管供给周围脏器如卵巢、输卵管、阴道等。其中值得一提的是供给卵巢的分支血管在距离子宫颈内口水平两厘米处，子宫动脉分为上、下两支，上支又分出一支卵巢支，供给卵巢营养。

实施全子宫切除手术时，子宫动脉被阻断，势必造成卵巢分支血管阻断，导致卵巢部分缺血。而卵巢是女性生殖内分泌调节的重要器官之一，主要合成并分泌两种女性激素，即雌激素和孕激素。卵巢轻度缺血影响不大，严重缺血者可致内分泌失调，甚至出现更年期症状，表现为头晕、心悸、焦虑、健忘、注意力不集中、阴道干燥、性功能下降等。

子宫作为受体器官，同样参与女性的生殖内分泌调节。子宫主要含有雌激素受体和孕激素受体，受体与雌激素或孕激素结合，成为雌激素和孕激素发挥生理作用的必要物质。

切除子宫后，尽管反映女性内分泌最明显的外在标志——月经不再出现，但内分泌紊乱仍可表现出来，如在心血管系统，表现为面色潮红、心悸、血压不稳定、头晕、耳鸣及周围血管功能失调；在神经系统，表现为神经质、易怒、抑郁、失眠、健忘、头痛及夜汗；在骨骼系统，表现为关节痛及骨质疏松；在泌尿生殖系统，表现为萎缩性阴道炎等。

另外，子宫位于盆底，周围连有四条韧带，即圆韧带、阔韧带、主韧带及宫骶韧带，共同对盆底起支架作用。

不要过度透支你的"生育口袋"

许多时候，看到身边一些聪明又可爱的女子，享受着爱情，追逐着成功，因为怀孕计划还比较遥远，殊不知，她们已在浑然不觉地透支着女人最重要的一项天赋——生育能力。

★ 透支1：人工流产

人工流产容易引发盆腔炎，结果殃及我们身体里非常重要的生育通道——输卵管，它的内径只有圆珠笔芯粗细，输卵管发炎后造成堵塞，会导致不孕。

药物流产比手术流产的危险更大，因为出血时间更长，感染机会更多。

另外，如果反复做人工流产，会使子宫的功能层变得贫瘠，怀孕时，胚胎就像石头地里的小树，为了得到多一些的养分，必须拼命往深里扎根。分娩时胎盘不能自动娩出，更严重的，就成了"胎盘植入"，胎盘和子宫长成一体，医生只得将子宫切除。做流产的次数与未来发生的危险是成正比的。

★ 透支2：吸烟

怀孕是一个很自然的生理过程，大多数女人都能轻轻松松度过10个月，而吸烟的女人，容易发生妊娠并发症。

烟碱和尼古丁造成全身血管病变，子宫血管也因此受累。怀孕早期容易发生流产；到中期，发生"妊高征"的危险比较大，全身血管痉挛，血压增高。妊高征是怀孕期间最危险的并发症之一。

长期吸烟更会伤害身体的整个激素系统，影响卵巢的功能，导致内分泌原因的不孕症。我们都知道，吸烟的女人容貌早衰，而这只是身体外在的表现，反映了内部备受摧残的激素系统——女人亮泽的容颜是靠雌激素来滋润的。

★ 透支3：年龄超过35岁

从女人的生理规律来说，生育能力最强在25岁，30岁后缓慢下降，35岁以后迅速下降，44岁以后，87%的女人失去了受孕的能力。

对于男性，精子每30天就会更新一次，而对女人，从一出生开始，卵子就与我们随身相伴，我们的生活方式、环境、年龄都会影响到卵子的质量。超过35岁，意味着卵子已经陪伴你经受了35年的空气污染、电离辐射、各种化学物质侵害，发生染色体变异的机会就会大大增加。

35岁以上怀孕的女人通常是经过一番策划的，打击也就格外沉重！因此，如果有做母亲的打算，最理想的生育年龄是26～30岁，如果条件还不成熟，也可以尽量从生活习惯、行为方式上来推迟年龄给身体带来的变化。

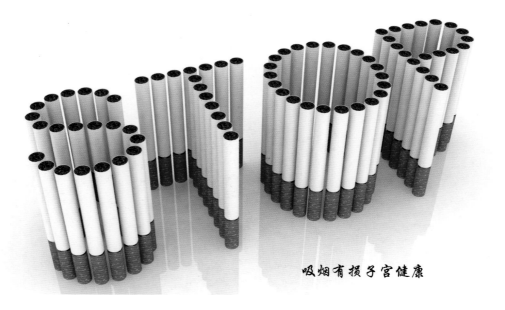

吸烟有损子宫健康

子宫病变，竟是这些引起的

第五位：紊乱和不洁的性生活

无防护措施的性生活是女性患子宫病变的主要原因。健康的女性，身体有平衡的内环境。缺少有效的防护措施的性生活会使女性的体内平衡被破坏、被损伤；加上因为劳累、生活习惯不好等因素造成的身体抵抗力下降，更容易受到病菌侵害，最终导致一些妇科疾病发生。

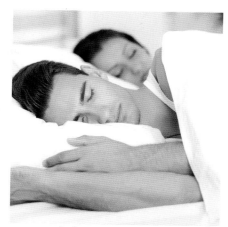

应合理安排性生活

第四位：妊娠初期和临产前放纵性生活

妊娠头三个月要禁房事。此时胚胎附着于子宫尚不十分牢固，是流产的好发时期。此时性高潮时强烈的子宫收缩，有使妊娠中断的危险。特别是有流产史、妊娠曾出现少量阴道流血的先兆流产妇女，或年龄较大、求子心切者等等，应禁止性生活。

妊娠早期对性生活造成的细菌感染也要注意。怀孕期分泌物增多，外阴部不仅容易溃烂，而且对细菌的抵抗力也减弱。被细菌感染，症状如加重就有流产的危险。所以平时要注意保持局部清洁，同时在性行为前必须特别注意。

妊娠末三个月也要禁房事。性交易刺激子宫收缩而导致早产、子宫出血或产褥热。尤

妊娠头、末3个月最好禁房事

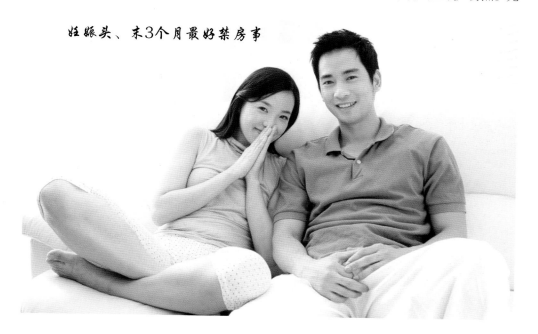

023

其是妊娠末4周，性交可能引起胎膜炎，导致胎膜早破、早产及产后感染等危险，应严禁性生活。

临产前1个月或3周时胎儿已经成熟，胎头已经下降，子宫口逐渐张开。如果这时性交，羊水感染的可能性更大。还容易造成早产，胎儿在子宫内也可以受到母亲感染疾病的影响，使身心发育受到障碍。

第三位：产后劳累

产后经常下蹲或干重活，增加腹压，导致子宫沿着阴道向下移位，子宫可以从正常位置沿阴道下降，子宫颈外口可达坐骨棘水平以下，甚至子宫全部脱出于阴道口外，医学上称为子宫脱垂，简称"宫脱"。

第二位：滥打催产素

滥打催产素可致子宫破裂，子宫体部或子宫下段在妊娠期或分娩期发生破裂称为子宫破裂。子宫破裂是严重的产科并发症之一，常引起母婴死亡。多由于产道、胎儿、胎位的异常如骨产道狭窄、巨大儿、脑积水、忽略性横位等引起胎先露下降受阻，子宫强烈收缩而发生。所以应该严格按照指征慎重地选择催产素。

第一位：流产

女人一生流产不要超过3次，一年之内流产不要超过2次。

短时期内反复人工流产，是导致子宫患病的重要因素。通常医生在做人流手术时不能看见宫腔，是"盲操作"。往往有少数因术前未查清楚子宫位置、大小，手术时器械进入方向与子宫曲度不一致，或用力过猛等而造成子宫损伤，甚至穿孔。或者造成宫腔感染、宫颈或宫腔粘连，导致继发性不孕。

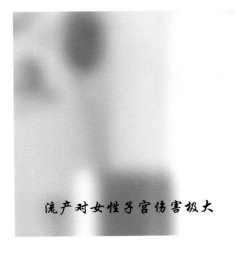
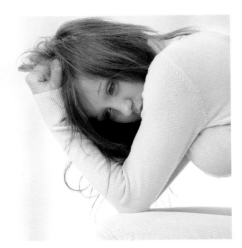

流产对女性子宫伤害极大

▌调理子宫，给宝宝一个温暖的家▐

百病起于寒，不少备孕女性辛辛苦苦准备了大半年，一直没怀上，直到检查才发现是宫寒所致！由于子宫温度偏低，不利于胎儿生长，所以备孕务必先暖宫。那么有哪些好方法能够助我们调理宫寒呢？

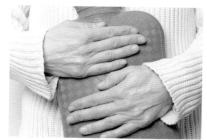

让子宫暖起来

1 改善体质

有些女性天生体质较寒，四肢容易冰冷，对气候转凉特别敏感，脸色比一般人苍白，喜欢喝热饮，很少口渴，冬天怕冷，夏天耐热。寒性体质大多由后天因素造成，居住环境寒冷、嗜好寒凉食物、过劳或易怒都会损伤身体阳气。

备孕女性可以这么做：

①吃暖身的食物。如果你是先天体质性的宫寒，就应该多吃补气暖身的食物，例如核桃、枣、花生，让先天的不足由后天的高能量来补足，而且不用担心上火，因为宫寒体质属于火气不足，不容易出现火大体热的症状。

②坚持快步走。备孕女性平时可以坚持快步走，尤其是在卵石路上行走，能刺激足底的经络和穴位，可以疏通经脉、调畅气血、改善血液循环，使全身温暖。

③运动中和运动结束后要注意保暖。特别是出汗后，毛孔张开，寒邪容易乘虚而入，如果子宫受寒邪困扰，血气遇寒就会凝结，出现宫寒的症状。

2 注意饮食

调理宫寒，要少吃生冷食物。在中医养生传统中，女性体质属阴，不可以贪凉。即使在炎热的夏季，冷饮、冰茶、瓜果等寒凉之物也不可以贪多，春秋、冬季更要尽可能不吃冷饮。这些寒凉生冷的食物进入体内会消耗阳气，导致寒邪内生，侵害子宫。

备孕女性可以这么做：

①少吃生冷食物。吃凉要有尺度，别超过太多就可以了，例如吃冰淇淋一天不超过两个，吃东西的时候，要先吃热的，后吃凉的，如果顺序颠倒，凉气就会被热气顺势下压到子宫，带来伤害。

②分辨寒食。除了从冰箱里拿出来的食物之外，有很多食品，虽然在常温下食用，但它的本质却是寒性的，例如西瓜、梨、猪肉、绿豆、冰糖、苦瓜等，要分季节、适量食用；养成习惯，餐前可以喝一杯姜茶（一片姜，以开水冲泡，趁热喝下去），它可以主动化解寒凉食物或是凉性食物中的寒气。

3 养成好的生活习惯

如今空调是冬暖夏凉最好的家电，可是女性如果长时间待在空调房里甚至在恒温24℃的办公环境下，肩颈、背部、腰部以及关节都会受到寒凉的侵袭，寒气直逼女性柔弱的身体，而子宫首当其冲就会形成宫寒。

备孕女性可以这么做：

①注意别在凉的环境久待。在办公室备外套或披肩；别坐在空调下面；别在办公室午休；不要坐有寒气的椅子；在办公室备件衣服，护一下肩膀、膝盖等部位。丝袜对于怕冷的女性来说也是很必要的，可以防止寒气从脚下生。

②少吹空调。在空调房中，漂亮美眉们总是尽情展露美腿、玉臂、香肩，甚至后背、小蛮腰。空调冷气拒骄阳于千里之外，离人体却近在咫尺。当您感受空调冷风带来的惬意时，殊不知子宫正在经受着外界寒冷的折磨，当寒气侵入身体，离"宫寒"就不远了。

③不要坐"寒"。夏天不要坐在有寒气的平面上，例如地面、石面或铁面椅子上，因为这些地方寒气重，寒邪会迅速击退身体的阳气直接攻击子宫。

④受寒后要及时补救。给自己煎一碗祛寒汤。材料是红糖2汤匙、生姜7片，水煎10分钟即可，饮用1～2次就可以驱走寒气。

⑤例假前三天多喝红糖水。这样增加排量，更好地让月经排除干净，也活气血，暖宫。

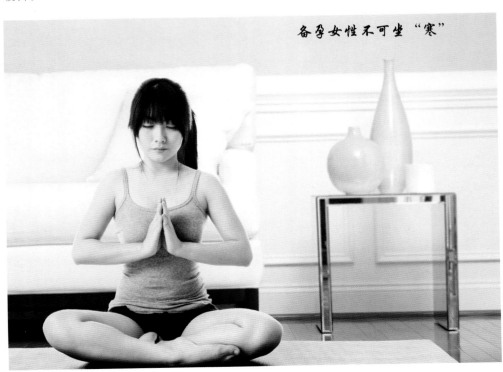

备孕女性不可坐"寒"

卵巢保养好，女人好孕到，产后恢复好

卵巢是女性青春的发源地，只有卵巢健康，女性才能永葆青春。通常20多岁的女性朋友，卵巢才刚刚发育成熟，这个时候年轻而最具有活力，当年龄渐长，如果出现头晕、目眩、出汗、畏寒、失眠、腰痛、烦躁、易怒、忧虑、抑郁等不良反应时，你可要当心了。

┃想当妈妈，问问卵巢吧┃

卵巢，顾名思义就是"孕育卵子的地方"。如果这个重要的器官出了问题，会直接影响新生命的孕育。

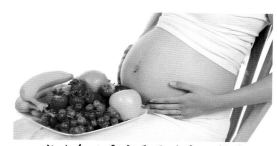

新生命的孕育需要健康的卵巢

1 卵巢囊肿

一般情况下，如果患了卵巢囊肿不会有什么特别明显的症状，有些人会出现白带增多、腹痛、尿频、腰疼、乏力、月经紊乱等。如果囊肿的体积比较大，还有可能会感到下腹或背部隐隐作痛或者肿胀。

对怀孕的影响：

①不孕：卵巢囊肿会影响卵巢功能，并有可能导致输卵管不通，这些因素都会影响怀孕。有研究数据表明患卵巢囊肿的女性不孕的概率可高达40%。

②流产或早产：如果卵巢囊肿比较大，有可能会挤压子宫而影响子宫的增长，导致流产或早产。

③难产：卵巢囊肿如果过大，有可能会挤压子宫及胎儿，使胎位异常，影响正常分娩。还有可能阻碍产道，导致难产。

④对胎儿的影响：卵巢囊肿本身不会对胎儿有什么不利影响，但如果囊肿导致并发症，急需手术，或发现囊肿为恶性，急需治疗，就会对胎儿产生影响，甚至有可能因此而不得不放弃胎儿。

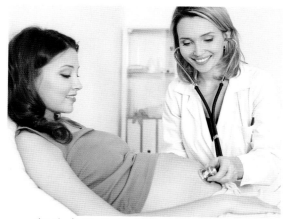

卵巢囊肿要及时治疗，以防难产

2　子宫内膜异位症

从名字上看，这种疾病好像和卵巢没有关系，但实际上，卵巢是外在性子宫内膜异位症最常发生的部位。子宫内膜异位分为两种类型，一种是内在性子宫内膜异位，指的是子宫内膜异位发生在子宫内。另一种则是外在性子宫内膜异位，指内膜异位到子宫以外的组织或器官，包括卵巢、腹膜等。而外在性子宫内膜异位发生在卵巢的概率为80%，通常的症状是月经过多、痛经等。

对怀孕的影响：

①不孕：因为子宫内膜异位有可能会导致输卵管周围粘连而影响输卵管的蠕动或导致输卵管堵塞，造成不孕。另外，子宫内膜异位到卵巢也有可能会影响卵巢的功能，使卵巢发生病变造成排卵异常，也会导致不孕。

②异位妊娠：子宫内膜异位到卵巢，就有可能成为受精卵发育的土壤。而这种不正常的妊娠会导致很严重的后果，例如腹痛、大量出血、休克甚至有生命危险。

3　黄体功能不全

黄体是随着卵巢的周期变化即卵泡的发育、成熟、排卵而形成和退化的。排卵后，卵泡的泡浆内产生黄体细胞，排卵后8～9天黄体发育成熟，直径可达1～3厘米。如果卵子受精则黄体可维持3～4个月才退化，称为妊娠黄体。如果卵子未受精则黄体开始退化，卵巢内则又有新的卵泡开始发育，形成一个新的排卵周期。黄体功能不全最直接的表现就是基础体温上升不到0.5℃，经期延长等。

对怀孕的影响：

①不孕：如果黄体功能不全或者黄体萎缩过早，都会导致子宫内膜提前脱落，这样就会减少受精卵着床的机会，导致不孕。

②早期流产、习惯性流产：由于黄体不全不能分泌足够的孕激素，很难维持受孕。

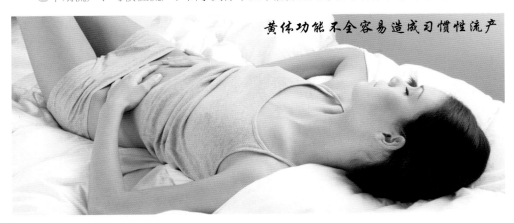

黄体功能不全容易造成习惯性流产

年轻的你，卵巢老了吗

1 卵巢早衰的症状

①女性第二性征不明显，缺乏坚挺的胸部、纤细的腰肢、饱满的臀部。

②女性魅力减少，乳房开始下垂，出现产后松弛及哺乳后萎缩，失去弹性，不饱满。

③嗓音逐渐粗哑，缺乏女性温柔特质。

④肤色晦暗无光泽、肤质粗糙、干燥，出现皱纹、色斑、中年暗疮，肌肤缺乏弹性。

⑤体态变化，骤然发胖，脂肪大量堆积于腰、腹、臀，失去玲珑曲线。

⑥更年期提前，面色潮红，常常难以自控，焦虑抑郁，丧失自信，健忘多梦，易失眠。

⑦内分泌失调，白带过多过稀，或呈现异味、异常色泽，阴道分泌物不足。

⑧容易患上妇科疾患，常常发生由于免疫力不足导致细菌感染的炎症。

⑨经前综合征，月经失调、没有规律，痛经，经期过长或过短，经量过多。

你是否卵巢早衰：

出现1个，表示你的卵巢功能稍差，应注意你的生活状态。

出现2个，表示卵巢功能出现紊乱，应适度进行保养。

出现3个及以上，表示卵巢功能衰退，趋向疾病状态，应立即去医院就诊。

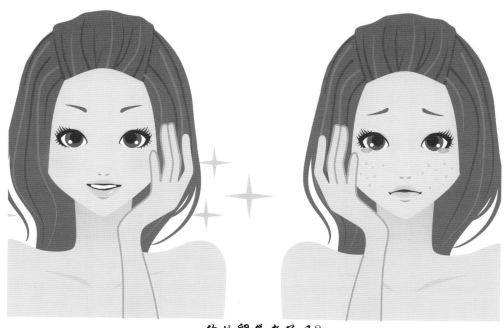

你的卵巢老了吗？

▋你忽略的事往往最易伤卵巢，快改掉▋

卵巢是女性保持青春的源泉，不少女性花费心思保养，却仍可能会在无形之中伤害到卵巢，其中包括一些被忽视的恶习。

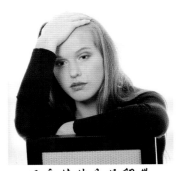

不良情绪易伤卵巢

1 久坐不动最伤卵巢

①坐公共汽车上下班时提前两站下车步行。

②上楼时不乘电梯，走楼梯。

③工作一个小时后站起来适当活动一下。

④在电视播放广告时，站起来走动一下。

女性朋友们如果能每周抽出些时间来参加体育锻炼就更好了，尤其是去户外锻炼，还可以让全身上下呼吸呼吸新鲜空气。

2 卵巢最怕熬夜

女性一定避免长期熬夜工作，长期熬夜会耗伤女性气血，暗耗女性精气神，损伤肾气，影响卵巢功能。

人体所需的各种激素在夜间分泌最为旺盛，女性经常熬夜就会导致体内激素环境发生变化。一旦雌激素长期分泌不足，会造成卵巢功能衰退而出现持续性闭经、子宫萎缩、骨质疏松等。调查显示，经常熬夜者要比晚上正常时间入睡的人患早期卵巢癌的风险增加49%，患晚期卵巢癌的风险高24%。

3 卵巢怕不良情绪

人的情绪轻松愉快时，脉搏、血压、胃肠蠕动、新陈代谢都处于平稳协调状态，体内的免疫活性物质分泌增多，抗病能力增强。而不良情绪不仅影响卵巢功能，还会导致高血压、冠心病、溃疡病甚至癌症的发生。

女性要善于调节情绪，正确对待发生的心理冲突，可通过外出旅游、找朋友聊天来及时宣泄不良情绪。合理安排生活节奏，做到起居有常、睡眠充足、劳逸结合，培养广泛的兴趣爱好，工作之余养花植树、欣赏音乐、练习书法、绘画、打球等，可以调和气血，利于健康。

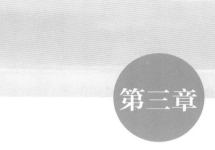

第三章

吃对食物巧调养，尽情享受美食，备孕无忧

一旦准备孕育一个活泼健康的宝宝，作为母亲的你担负着重大的责任。这个时候要开始严格要求自己，尤其要在饮食习惯和饮食结构上严格要求自己。

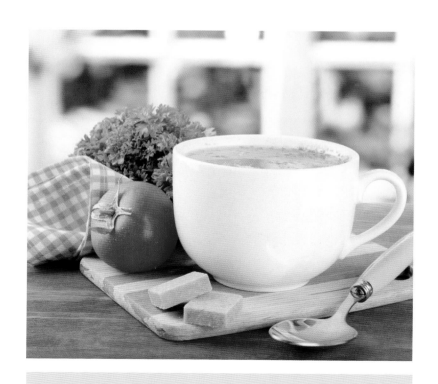

猕猴桃大杏仁沙拉

调节内分泌，防治子宫癌、卵巢癌

【 原料 】

猕猴桃130克　大杏仁10克

生菜50克　圣女果50克　柠檬汁10毫升

【 调料 】

蜂蜜2克　橄榄油10毫升　盐少许

【 营养成分 】

胡萝卜素、蛋白质、维生素C、维生素A、维生素B_1、维生素B_2、维生素E、膳食纤维、铜、铁、锌、烟酸、叶酸、钙等。

【 做法 】

1　洗净的圣女果对半切开。

2　去皮的猕猴桃对半切开，再切成片。

3　择洗好的生菜切成块待用。

4　取一个大碗，倒入生菜、杏仁、猕猴桃、圣女果，拌匀。

5　倒入柠檬汁，加入少许盐、蜂蜜、橄榄油，搅拌均匀。

6　将拌好的食材装入盘中即可。

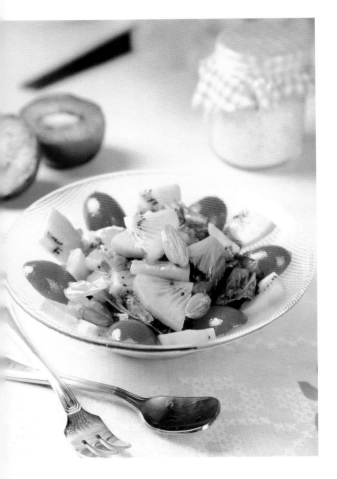

功效分析

　　猕猴桃有生津解热、调中下气、止渴利尿、滋补强身的功效，一颗猕猴桃能提供一个人一日维生素C需求量的两倍多，被誉为"水果之王"，富含的叶酸可预防胎儿血管畸形。搭配杏仁、生菜等制作的沙拉含有大量天然糖醇类物质肌醇，能调节女性雌激素分泌。

黄芪红枣枸杞茶

补益人体气血

[原料]

黄芪15克

红枣5枚

枸杞5克

[营养成分]

膳食纤维、蛋白质、维生素A、维生素B_2、维生素B_1、维生素E、维生素C、胡萝卜素等。

[做法]

1 锅中注入适量清水，倒入黄芪、红枣，浸泡约25分钟，使之煮制时容易熟软。

2 盖上盖，用大火煮开后转小火，续煮20分钟至药材有效成分析出。

3 揭盖，放入枸杞，拌匀。

4 盖上盖，稍煮一会儿至枸杞熟软。

5 揭盖，关火后盛出煮好的药汤，装碗，趁热饮用即可。

功效分析

红枣维生素含量极高，具有"天然维生素丸"之称，鲜枣中还含有丰富的维生素C，能够使体内多余的胆固醇转变为胆汁酸，有养血安神、补中益气的功效，搭配黄芪、枸杞等制作的养生茶能有效补充人体气血，利于血液循环。月经不调、面色萎黄的女性常饮，有很好的食疗作用，还能调节肝胆功能，改善内分泌，防治乳腺增生。

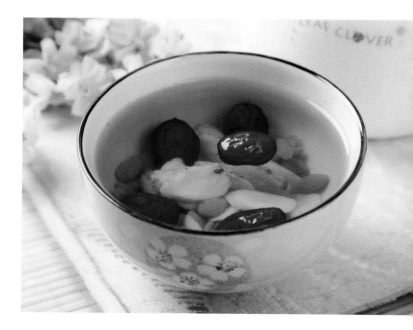

木瓜蔬果蒸饭

抗癌、调节内分泌

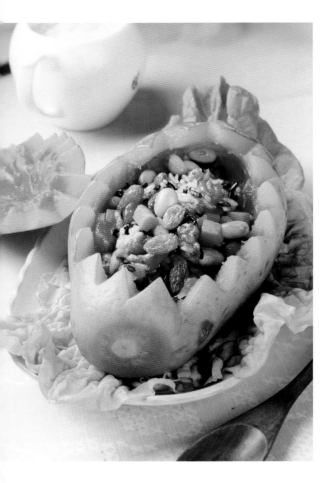

【 原料 】

木瓜700克

水发大米70克

青豆30克

水发黑米70克

胡萝卜丁30克

葡萄干25克

【 调料 】

盐3克

食用油适量

【 营养成分 】

膳食纤维、蛋白质、胡萝卜素、维生素A、维生素B_2、维生素B_1、维生素C、维生素E、烟酸、钾、钙、磷、镁、硒、锌、铁、锰等。

功效分析

　　木瓜香甜可口，营养丰富，具有舒筋活络、和胃化湿的作用，有"百益之果""万寿果"之称。半个中等大小的木瓜足以补充一个成人一天所需的维生素C，搭配大米、黑米、胡萝卜等制作的养生饭能有效排出体内的毒素，调节内分泌平衡，对抗破坏的身体细胞，达到防癌的功效。

【 做法 】

1　洗净的木瓜雕刻成木瓜盖和盅，挖去籽及木瓜肉，将木瓜肉切成小块。

2　木瓜盅里倒入黑米、大米、青豆、胡萝卜、木瓜、葡萄干，加入油、盐。

3　注入适量清水，拌匀待用。

4　蒸锅注清水烧开，放入木瓜盅，加盖，大火蒸45分钟至食材熟软。

5　揭盖，关火取出木瓜盅，开盖即可。

红薯莲子银耳汤

美白补水安心神

[原料]

红薯130克

水发莲子150克

水发银耳200克

[调料]

白糖适量

[营养成分]

维生素B_1、维生素B_2、维生素C、维生素E、膳食纤维、蛋白质、烟酸、铁、硒、锌等。

[做法]

1 将洗好的银耳切去根部，撕成小朵，红薯切丁。

2 砂锅注清水烧开，倒入莲子、银耳，盖上盖，烧开后改小火煮约30分钟。

3 揭盖，倒入红薯丁，再盖盖，用小火续煮约15分钟，至食材熟透。

4 揭盖，加入少许白糖，煮至溶化。

5 关火后盛出煮好的银耳汤，装碗即可。

功效分析

莲子，是睡莲科水生草本植物莲的种子，又称白莲、莲实、莲米、莲肉。莲，又称荷芙蓉、水芝，具有补脾止泻、养心安神的作用，是常见的滋补之品，有很好的滋补作用。

古人认为经常服食莲子，百病可祛，搭配红薯、银耳等制作的甜汤，适合卵巢早衰伴失眠、心烦的女性食用，安心神之余还能减肥美白、补充水分，造就水嫩女人。

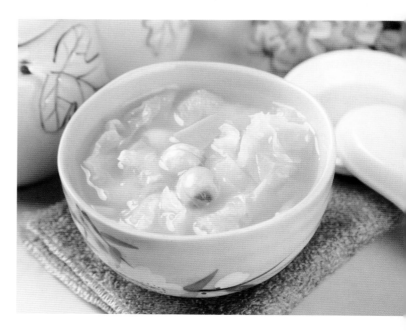

草莓桑葚奶昔

平衡体内雌激素

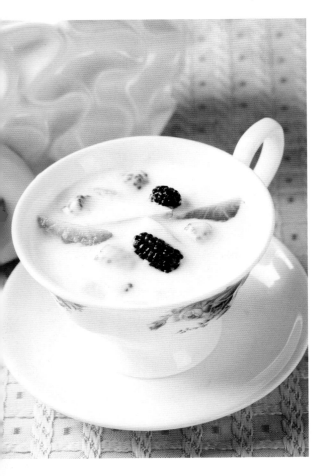

[原料]

草莓65克

桑葚40克

冰块30克

酸奶120毫升

[营养成分]

膳食纤维、蛋白质、维生素B_2、维生素B_1、维生素C、维生素A、维生素E、胡萝卜素、烟酸、磷、钙、镁、钠、铁、硒、锌、铜等。

功效分析

　　草莓鲜红美艳、柔软多汁、芳香馥郁，具有清暑解热、生津止渴的功效，有"水果皇后"的美誉，搭配桑葚、酸奶等制作的奶昔营养丰富，常食可改善贫血状态，平衡体内雌激素，从内到外地调理身体，还能让身体得到充足的水分，皮肤细腻有弹性。

[做法]

1 洗净的草莓切小瓣，洗好的桑葚对半切开，冰块敲碎，成小块状，备用。

2 将酸奶装入碗中，倒入大部分的桑葚、草莓。

3 用勺搅拌至酸奶完全裹匀草莓和桑葚，倒入冰块，搅拌匀。

4 将拌好的奶昔装入杯中。

5 点缀上剩余的草莓、桑葚即可。

酸奶樱桃山药泥

补铁生血上品

[原料]

山药块270克

酸奶50毫升

樱桃果酱20克

葡萄干20克

巴旦木果仁20克

[营养成分]

胡萝卜素、膳食纤维、维生素A、维生素B_2、维生素B_1、维生素C、维生素E、蛋白质、烟酸、镁、钙、钾、铁、锌、硒、铜等。

[做法]

1 备好电蒸锅，烧开水后放入山药块。

2 盖上盖，蒸约30分钟，至食材熟透。

3 断电后揭盖，取出蒸熟的山药。

4 放凉后将山药去皮，加入樱桃果酱，压碎，制成山药泥。

5 再取备好的模具，放入山药泥，压紧。

6 最后脱模，放在盘中，倒入酸奶，撒上葡萄干和巴旦木果仁即可。

功效分析

樱桃鲜甜美味，具有益气健脾、和胃祛湿的作用，是上市最早的一种乔木果实，号称"百果第一枝"，含有丰富的铁，铁是合成人体血红蛋白的原料，因此，多吃樱桃不仅可以缓解贫血，还能治疗由此带来的一系列妇科疾病，如席汉氏综合征、月经过多、崩漏等。搭配山药、酸奶等食材，效果更佳。

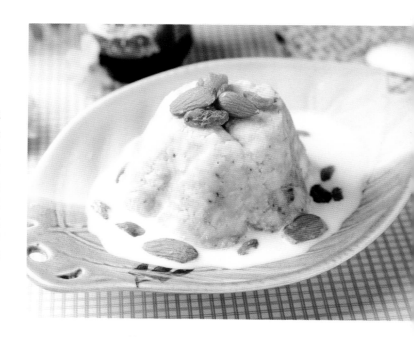

缤纷蜜柚沙拉

天然叶酸助备孕

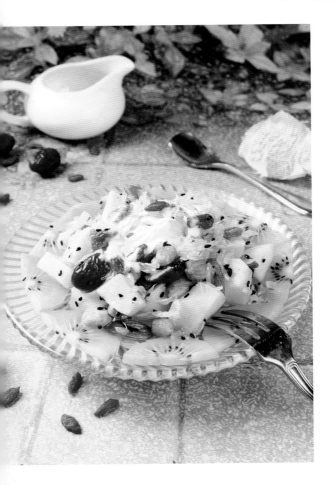

[原料]

柚子肉80克

去皮苹果80克

熟花生米15克

枸杞3克

红枣15克

去皮猕猴桃40克

酸奶20毫升

杏仁15克

葡萄干20克

熟黑芝麻1

[调料]

白醋5毫升

橄榄油适量

蜂蜜适量

[营养成分]

胡萝卜素、维生素C、维生素B_2、维生素A、蛋白质、膳食纤维、烟酸、铁、钾、磷、钙、镁、钠、硒、锌等。

[做法]

1 洗净的苹果去内核，切块，猕猴桃切片，红枣去核。

2 取一碗，倒入柚子肉、苹果、红枣、葡萄干、花生米、杏仁、枸杞、黑芝麻，加入白醋、橄榄油、蜂蜜。

3 用筷子搅拌均匀。

4 将切好的猕猴桃片摆放在盘子中。

5 倒入拌好的水果，浇上酸奶即可。

功效分析

柚子营养价值很高，有"天然水果罐头"之称，具有消食、化痰、生津止渴的功效。在秋冬季节，女性多吃一些柚子有助于降低身体胆固醇，其含有丰富的维生素C，有增强体质的功效，所含的天然叶酸，对备孕或怀孕中的妇女有益，搭配苹果、枸杞等食材，效果更佳。

柠檬薏米水

维持生殖系统正常的生理功能

[原料]

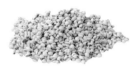

水发薏米100克

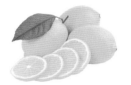

柠檬片3片

[营养成分]

维生素C、膳食纤维、维生素E、蛋白质、维生素B_1、维生素B_2、烟酸、钾、钙、镁、磷、铁、锌、硒、铜等。

[做法]

1 砂锅中注入适量清水，大火烧开。

2 倒入洗净的薏米，搅拌匀。

3 盖上盖，烧开后用小火煮约45分钟，至米粒变软。

4 揭盖，搅拌几下，关火后盛出煮好的薏米水。

5 装在茶杯中，再放入备好的柠檬片，浸泡一会儿即成。

功效分析

柠檬因其味极酸，肝虚孕妇最喜食，故称"益母果"或"益母子"，含有丰富的柠檬酸，有"柠檬酸仓库"之称。

用柠檬搭配薏米制作的养生茶能维持人体各种组织和细胞间质的生成，维持生殖系统正常的生理功能，还能防止和消除皮肤色素沉淀，达到美白的效果，孕妇食用具有安胎止呕的作用。

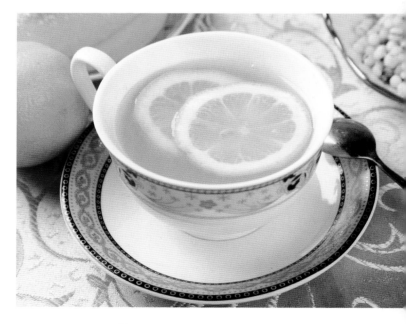

香蕉粥

清除体内过量雌激素

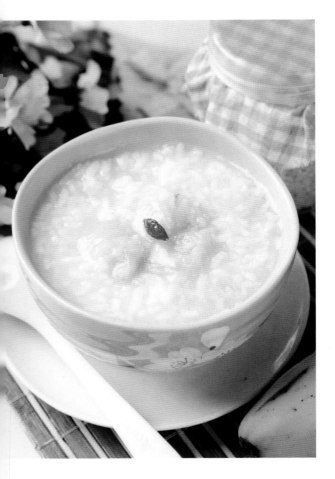

[原料]

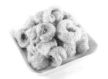

去皮香蕉150克

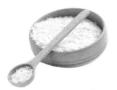

水发大米100克

[营养成分]

胡萝卜素、维生素A、维生素C、蛋白质、膳食纤维、维生素E、维生素B$_2$、维生素B$_1$、烟酸、钾、镁、磷、钙、碘、硒、铁、锌等。

功效分析

　　香蕉肉质软糯，香甜可口，其营养高、热量低，具有清热通便、降压抗癌的食疗功效，搭配大米制作的养生粥含有丰富的钾元素，能帮助伸展腿部肌肉和预防腿抽筋，还能帮助清除体内过量的雌激素，降低因雌激素分泌过旺引起生殖系统肿瘤的风险。

[做法]

1 洗净的香蕉切丁。

2 砂锅中注入适量清水烧开，倒入大米，拌匀。

3 加盖，大火煮40分钟至熟。

4 揭盖，放入香蕉。

5 加盖，续煮2分钟至食材熟软。

6 揭盖，搅拌均匀。

7 关火，将煮好的粥盛出，装碗即可。

菠萝牛奶布丁

促进人体对蛋白质的吸收

[原料]

牛奶500毫升

香草粉10克

蛋黄2个

鸡蛋3个

菠萝粒15克

[调料]

细砂糖40克

[营养成分]

胡萝卜素、维生素A、维生素C、维生素B$_1$、维生素B$_2$、膳食纤维、蛋白质、烟酸、钙、磷、镁、碘、铁、硒、锌、铜、钾等。

[做法]

1 将牛奶煮热，加入糖、香草粉后放凉。将鸡蛋、蛋黄倒入容器中，拌匀。

2 把凉的牛奶倒入蛋液中，边倒边搅拌。

3 将拌好的材料过筛两次，倒入牛奶杯。

4 将牛奶杯放入烤盘中，倒入适量清水。

5 将烤盘放入烤箱中，调成上火160℃、下火160℃，烤15分钟后取出。

6 放入菠萝粒即可。

功效分析

菠萝具有清暑解渴、消食止泻、补脾胃、固元气、益气血、消食、祛湿、养颜瘦身等功效，堪称夏季医食兼优的时令佳果，不过一次也不宜吃得太多。

用菠萝搭配牛奶、鸡蛋等制作的甜品能有效分解食物中的蛋白质，促进人体对蛋白质的吸收，还能抗氧化、美白，愉悦身心，是女性备孕的一大佳品。

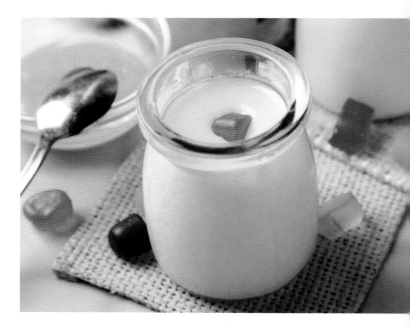

猴头菇花生木瓜排骨汤

延缓衰老抗老化

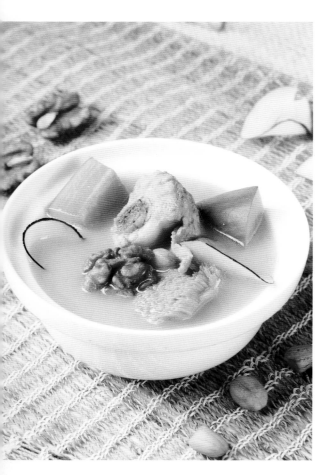

[原料]

排骨段350克　花生米75克　核桃仁、姜片各少许

木瓜300克　　水发猴头菇80克　海底椰20克

[调料]

盐3克

[营养成分]

蛋白质、胡萝卜素、膳食纤维、维生素C、维生素B_2、维生素E、维生素A、烟酸、钾、磷、镁、钙、硒、钠、铁、锌、铜、锰等。

[做法]

1 将洗净的木瓜、猴头菇切小块。

2 锅中注清水烧开，倒入排骨段汆去血渍后捞出，沥干水分，待用。

3 砂锅注清水烧热，倒入汆好的排骨段、猴头菇、木瓜块，撒上海底椰。

4 倒入核桃仁、花生米，撒上姜片。

5 盖上盖，烧开后转小火煮约2小时。

6 揭盖，加入盐，煮至汤汁入味。

7 关火后盛出煮好的排骨汤即可。

功效分析

　　花生是我国一种产量丰富、使用广泛的坚果，又名"长生果"，有滋补气血、养血通乳的作用，搭配猴头菇、排骨等制作的汤可激活人体细胞，有效地延缓人体衰老，对产妇亦有很好的产后修复作用，改善血液循环，增强记忆，避免"一孕傻三年"。

苹果西红柿汁

排毒护卵巢

[原料]

苹果35克

西红柿60克

[调料]

白糖适量

[营养成分]

胡萝卜素、维生素C、维生素A、维生素E、膳食纤维、蛋白质、维生素B_1、维生素B_2、烟酸、钾、磷、钙、镁、钠、铁、锌等。

[做法]

1 将洗净的苹果去核、去皮，切小丁块，洗好的西红柿去除蒂部，切丁，放入盘中，待用。

2 取榨汁机，选择搅拌刀座组合，倒入切好的西红柿、苹果，注入少许温开水。

3 加入适量白糖，盖上盖，选择"榨汁"功能，榨取蔬果汁。

4 断电后倒出榨好的蔬果汁，装杯即可。

功效分析

苹果是世界四大水果（苹果、葡萄、柑橘和香蕉）之冠，具有生津润肺、补脑、养血、安眠养神、解暑、清热除烦等功效。

另外，苹果丰富的营养物质易被人体吸收，故有"活水"之称，有利于溶解硫元素，排出体内毒素，维护卵巢功能，搭配西红柿制作蔬果汁，效果更佳。

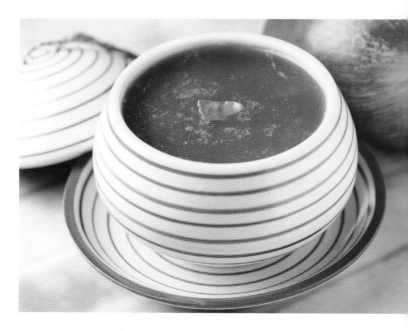

橙盅酸奶水果沙拉

调节卵巢功能

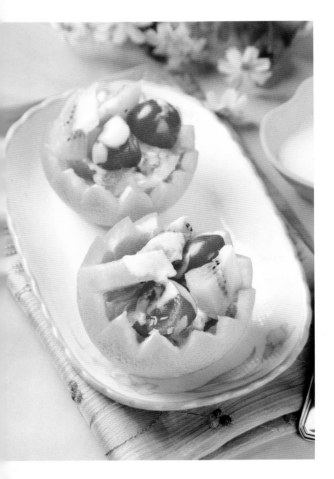

[原料]

橙1个

猕猴桃肉35克

酸奶30毫升

圣女果50克

[营养成分]

蛋白质、胡萝卜素、维生素B_1、维生素B_2、烟酸、维生素C、钙、磷、铁等。

[做法]

1 将备好的猕猴桃肉切开，再切小块。

2 洗好的圣女果对半切开。

3 洗净的橙子切去头尾，用雕刻刀从中间分成两半。

4 取出果肉，制成橙盅，再把果肉改切小块，待用。

5 取一大碗，倒入切好的圣女果。

6 放入橙子肉块，撒上切好备用的猕猴桃肉。

7 快速搅拌一会儿，至食材混合均匀。

8 另取一干净盘，放上做好的橙盅，摆整齐。

9 再盛入拌好的材料，浇上酸奶即可。

功效分析

橙含有大量维生素C及有机酸，对人体新陈代谢有明显的调节作用，可增强机体抵抗力，具有疏肝理气、生津止渴、开胃等功效，备孕女性常食可调节卵巢功能，平衡雌激素，产妇食用还能促进乳汁通行，搭配酸奶、猕猴桃、圣女果等制作沙拉，效果更佳。

玉米焦糖双桃沙拉

减少患子宫肌瘤、卵巢癌概率

[原料]

玉米粒40克

核桃仁25克

水蜜桃肉65克

酸奶20毫升

[调料]

盐2克

白糖少许

食用油适量

[营养成分]

蛋白质、胡萝卜素、维生素B_1、维生素B_2、维生素C、烟酸、钙、磷、铁等。

[做法]

1 将水蜜桃肉切小瓣，玉米粒焯至断生后捞出，沥干水分，待用。

2 热锅注油，烧至三四成热，倒入核桃仁，小火轻轻拌匀，炸出香味后捞出。

3 取一大碗，倒入炸好的核桃仁，放入焯熟的玉米粒，加入盐、白糖，拌匀。

4 另取一盘，放入水蜜桃肉，摆整齐。

5 再盛入拌好的材料，浇上酸奶即可。

功效分析

桃果味道鲜美，营养丰富，是人们喜欢的鲜果之一。除鲜食外，还可加工成桃脯、桃酱、桃汁、桃干和桃罐头。

桃的含铁量较高，是补充人体血液的理想辅助食物，具有补益气血、养阴生津等功效。用桃搭配玉米、核桃、酸奶等制作的沙拉，还可调节生殖系统的功能，帮助女性大大地减少患子宫肌瘤、卵巢癌的概率。

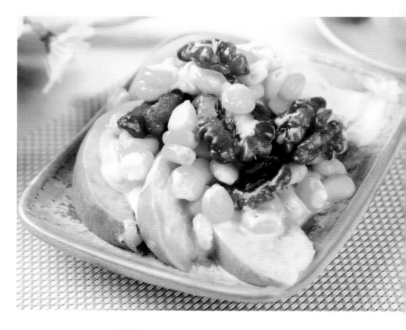

橘子香蕉水果沙拉

降低子宫癌、卵巢癌发病率

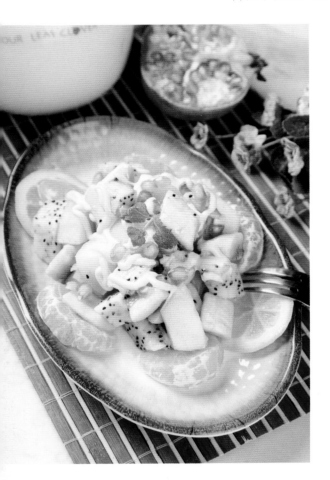

[原料]

去皮香蕉200克　火龙果200克　　柠檬15克

橘子瓣80克　石榴籽40克　梨100克　苹果80克

[调料]

沙拉酱10克

[营养成分]

蛋白质、粗纤维、胡萝卜素、维生素B$_1$、维生素B$_2$、橘皮苷、柠檬酸、苹果酸、枸橼酸、烟酸、钙、磷、铁等。

[做法]

1 洗净的香蕉对半切开，切成条状，改切成丁，洗好的火龙果、苹果切块，洗好的梨去内核，切块。

2 取一碗，放入梨、苹果、香蕉、火龙果、石榴籽。

3 挤入柠檬汁。

4 用筷子搅拌均匀。

5 取一盘，摆放上橘子瓣。

6 倒入拌好的水果，挤上沙拉酱即可。

功效分析

　　橘子常与柑子一起被统称为柑橘，具有润肺止咳、健脾顺气等功效，1个橘子就几乎满足人体每天所需的维生素C的量，它还含有一种抗癌活性很强的物质"诺米林"，能使致癌化学物质分解，降低女性子宫癌、卵巢癌的发病率，搭配香蕉、火龙果等制作沙拉，效果更佳。

牛奶杏仁露

调节内分泌，促进微循环

[原料]

牛奶300毫升　　甜杏仁50克

[调料]

冰糖20克　　水淀粉50毫升

[营养成分]

蛋白质、糖类、维生素B_2、维生素B_1、膳食纤维、烟酸、碘、硒、铁、钾、磷、镁、钙、锌、锰、铜、钠等。

[做法]

1 砂锅中注清水烧开，倒入杏仁，拌匀。

2 盖上盖，用大火煮开后转小火续煮15分钟至熟。

3 揭盖，加入冰糖，搅拌至溶化。

4 倒入牛奶，拌匀。

5 用水淀粉勾芡。

6 稍煮片刻，搅拌至浓稠状。

7 关火后盛出煮好的杏仁露，装碗即可。

功效分析

杏仁口感香脆，不仅富含蛋白质，其胡萝卜素的含量在果品中仅次于芒果，有"抗癌之果"的美称。

另外，杏仁具有生津止渴、润肺定喘的作用，搭配牛奶制作的甜品能维护卵巢功能，调节人体内分泌，平衡体内激素，促进皮肤微循环，备孕女性可适量食用，能有效防治妇科病症，还能美容养颜。

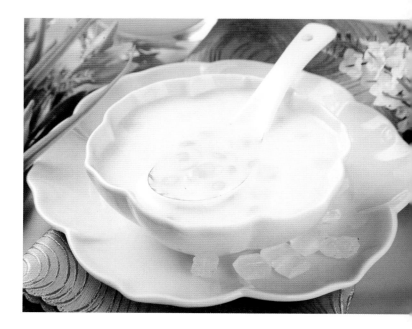

板栗烧鸡翅

调理女性生殖功能

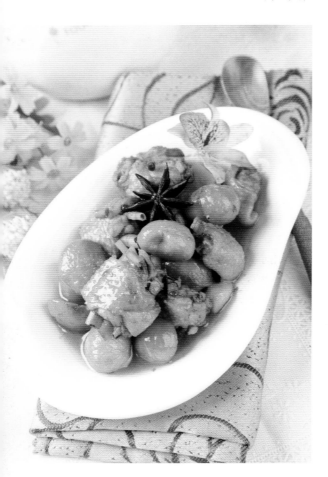

[原料]

鸡中翅350克　　板栗仁160克　　姜片5克

花椒5克　　八角2个　　蒜片、葱段各10克

[调料]

盐3克　　白砂糖2克　　生抽5毫升　　老抽2毫升

植物油适量　　料酒6毫升

[营养成分]

蛋白质、纤维素、维生素A、维生素C、维生素E、胡萝卜素、维生素B_1、维生素B_2、烟酸、镁、钙、铁、锌、铜、锰、钾、磷、钠等。

[做法]

1　热锅注油，放入姜、葱、蒜，爆香。

2　将鸡中翅煎至微黄，加料酒、老抽、生抽，翻炒至鸡中翅着色均匀。

3　倒入板栗仁，注入适量清水，放入八角、花椒、白砂糖，搅匀。

4　用大火煮开后转小火续煮30分钟。

5　揭盖，加入盐，炒拌均匀。

6　关火后盛出菜肴，装盘即可。

功效分析

　　板栗营养丰富，维生素C含量比西红柿还要高，更是苹果的十几倍，有"干果之王"的美称，是一种健胃补肾的上等果品。

　　用板栗搭配鸡翅制作的菜肴，能增强人体抵抗力，调理女性生殖功能，适合体虚的备孕女性食用。

香蕉瓜子奶

维生素E丰富养子宫

[原料]

香蕉1根　　　瓜子仁15克

牛奶150毫升

[调料]

白糖15克

[营养成分]

蛋白质、膳食纤维、维生素A、烟酸、糖类、钾、钠、铁、锌、铜等。

[做法]

1 香蕉去皮，切片，装盘待用。

2 砂锅中注清水烧开，放入白糖，搅拌至溶化。

3 倒入牛奶，拌匀，用大火煮开。

4 放入切好的香蕉。

5 加入瓜子仁，拌匀。

6 用小火稍煮2分钟至食材入味。

7 关火后盛出煮好的甜汤，装碗即可。

功效分析

瓜子具有补虚损、降血脂、抗癌等功效。

另外，瓜子还富含不饱和脂肪酸，维生素E的含量也非常高，每个人每天只要吃一把瓜子，就可以满足人体一天维生素E的需要量。

备孕期的女性，每天吃一些用香蕉、瓜子、牛奶等制作的甜品，对养护子宫、卵巢是有好处的。

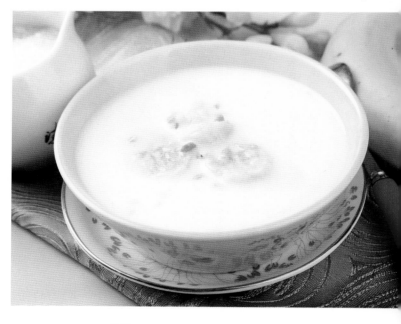

核桃花生豆浆

缓解内分泌失调引起的不适

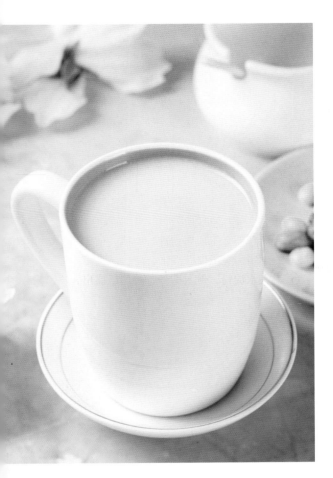

【 原料 】

核桃仁25克　　花生米35克

大米40克　　水发黄豆50克

【 营养成分 】

蛋白质、膳食纤维、维生素A、B族维生素、烟酸、糖类、钾、磷、镁、钙、硒、钠、铁、锌、铜等。

【 做法 】

1 将已浸泡8小时的黄豆倒入碗中，放入大米。

2 加入适量清水。

3 用手搓洗干净。

4 将洗好的材料倒入滤网，沥干水分。

5 把洗好的食材倒入豆浆机中，放入洗好的花生米、核桃仁。

6 注入适量清水，至水位线即可。

7 盖上豆浆机机头，选择"五谷"程序，再选择"开始"键，开始打浆。

8 待豆浆机运转约20分钟，即成豆浆。

9 将豆浆机断电，取下机头，把煮好的豆浆倒入滤网，滤取豆浆。

10 倒入杯中，用汤匙撇去浮沫即可。

功效分析

核桃又称胡桃，与扁桃、腰果、榛子并称为世界著名的"四大干果"。核桃仁含有丰富的营养素，每百克含蛋白质15~20克，具有健胃补血、润肺养神等功效，搭配花生、黄豆等制作的豆浆，能调节人体内分泌，缓解其失调引起的诸多不适，备孕女性可适量食用。

山楂猪排

防治生殖系统癌症

[原料]

 山楂90克

 排骨400克

 葱花少许

 鸡蛋1个

[调料]

 盐少许

 生粉10克

 白糖30克

 水淀粉10毫升

 番茄酱25克

 食用油适量

[营养成分]

膳食纤维、维生素C、蛋白质、红色素、果胶、钾、钙、铁、磷等。

[做法]

1 洗净的山楂切小块，鸡蛋取黄，备用。

2 将排骨加盐、蛋黄、生粉腌渍10分钟。

3 锅中注清水烧开，倒入山楂煮5分钟，至其析出营养成分，把山楂汁盛出。

4 热锅注油，将排骨炸至金黄色后捞出。

5 锅底留油，倒入山楂汁、山楂、白糖、番茄酱，煮至白糖溶化。

6 淋入水淀粉，倒入排骨，炒匀后盛出，撒上葱花即可。

功效分析

山楂也叫山里红、胭脂果，有很高的营养价值和医疗价值，具有健脾开胃、消食化滞、活血化瘀等功效，所含的牡荆素是一种抗癌作用较强的药物，对癌细胞体内生长、增殖和浸润转移均有一定的抑制作用，女性常食可防治生殖系统癌症，搭配排骨、鸡蛋等制作的菜肴，效果更佳。

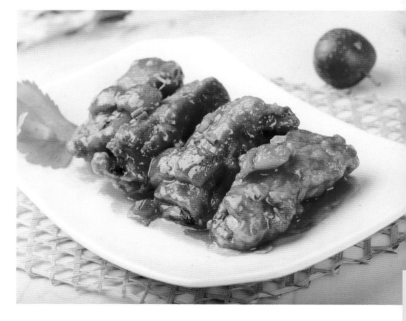

紫米芡实粥

平衡体内雌激素

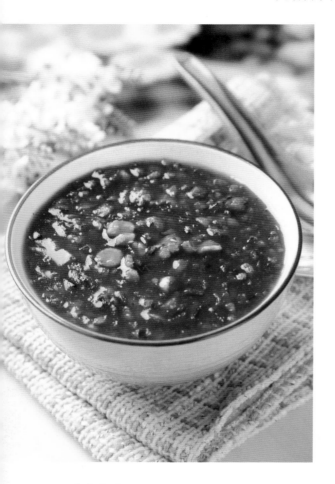

[原料]

水发紫米80克　水发芡实40克

[调料]

白糖20克

[营养成分]

蛋白质、膳食纤维、维生素B$_1$、维生素B$_2$、烟酸、维生素E、钙、磷、钾、碘、镁、铁、锌、硒、铜等。

功效分析

紫米是稻米中的珍贵品种，因其营养丰富，具有很好的补血益气、滋补脾胃的作用，被誉为"补血米""长寿米"，是女性美容补血的佳品。搭配芡实制作的粥有低糖高纤的特点，不仅有利于平衡体内雌激素，保护心脑血管，还可以降脂减肥，帮助备孕。

[做法]

1 砂锅注入800毫升的清水烧开。倒入事先泡发好的紫米、芡实，搅拌均匀。

2 加盖，大火煮开后转小火煮约40分钟，至食材熟软。

3 揭盖，倒入白糖。

4 充分拌匀至白糖溶化。

5 关火后将煮好的粥盛入碗中即可。

莲子糯米糕

温养子宫、卵巢

[原料]

水发糯米270克　　水发莲子150克

[调料]

白糖适量

[营养成分]

蛋白质、维生素E、膳食纤维、维生素B_1、维生素B_2、烟酸、钾、磷、镁、钙、锰、锌、钠、铁、硒、铜等。

[做法]

1 锅中注清水烧热，将莲子煮软后捞出，放凉后剔除心，碾碎成粉末状。

2 加入糯米，混合均匀，注入清水，转入蒸盘中，铺开、摊平，待用。

3 蒸锅烧开，放入蒸盘，用大火蒸约30分钟后取出，放凉。

4 盛入模具中，修好形状，摆盘脱模，食用时撒上少许白糖即可。

功效分析

　　很多人不爱吃软糯的食物，认为不好消化，一吃就有被噎住的感觉。其实，与大米相比，糯米才更容易被消化吸收。糯米又叫江米，是一种温和的滋补品，营养丰富，有补虚、补血、健脾暖胃的作用。

　　搭配莲子制作的糕点能帮助祛除备孕女性体内的虚寒，温养子宫、卵巢，另外，哺乳期吃糯米还有助于缓解尿频症状，但不宜一次食用过多。

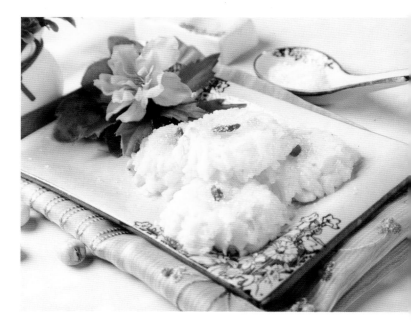

黑米桂花粥

增强生殖系统功能

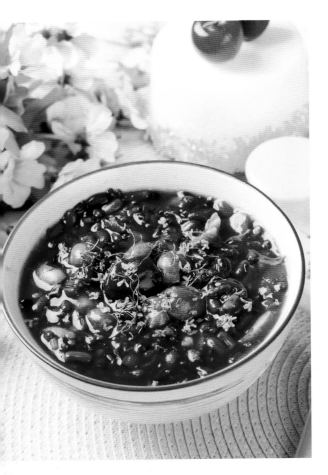

[原料]

赤小豆150克　　水发莲子100克　　红枣20克

桂花10克　　水发黑米150克　　花生米20克

[调料]

冰糖25克

[营养成分]

蛋白质、膳食纤维、维生素B$_1$、维生素E、维生素B$_2$、烟酸、磷、钾、镁、钙、铜、锌、硒、锰、铁等。

功效分析

黑米素有"黑珍珠""世界米中之王""药米""贡米"的美誉，具有健脾开胃、滋阴补肾、益气强身的功效，搭配莲子、赤小豆等制作的粥，具有很好的滋补作用，女性常吃可以补益气血、调和肝肾，增强生殖系统功能，还可以乌发。

[做法]

1 砂锅中注入适量清水，倒入赤小豆、黑米、花生米、莲子、红枣，拌匀。

2 加盖，大火煮开后转小火煮30分钟至食材熟透。

3 揭盖，放入冰糖、桂花，拌匀。

4 加盖，续煮2分钟至冰糖溶化。

5 揭盖，搅拌片刻使其入味。

6 关火后盛出，装入碗中即可。

杂菇小米粥

减重、调节内分泌

[原料]

 平菇50克

 香菇20克

 小米80克

[调料]

  盐、鸡粉各2克

 食用油5毫升

[营养成分]

蛋白质、纤维素、维生素E、维生素B_1、维生素B_2、烟酸、镁、钙、铁、锌、铜、锰、钾等。

[做法]

1 砂锅注清水烧开，倒入泡好的小米，加入食用油，拌匀。

2 盖上盖，用大火煮开后转小火续煮30分钟至小米熟软。

3 揭盖，倒入洗净切好的平菇、香菇。

4 盖上盖，用大火煮开后转小火续煮10分钟至食材入味，加入盐、鸡粉，拌匀。

5 关火后盛出煮好的粥，装碗即可。

功效分析

小米是一种常见的谷物，含有丰富的蛋白质和维生素，具有健脾和胃、补益气血、宁心安神的功效。

过胖的备孕女性，可以把小米作为粗粮搭配平菇、香菇等煲粥食用，有很好的减肥效果，还可以降低胆固醇，调节内分泌，使面色红润、精神良好，对产妇的产后修复亦有很好的补益作用。

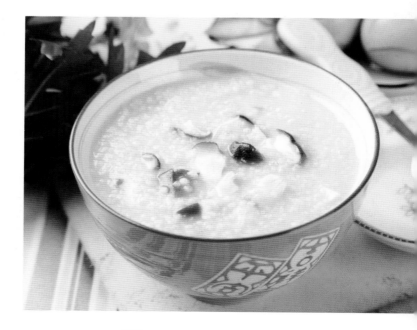

莲子薏米粥

消水肿、减肥，平衡内分泌

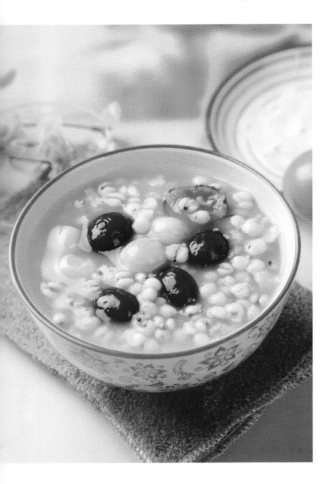

【 原料 】

薏米100克

莲子50克

红枣5枚

【 调料 】

冰糖15克

【 营养成分 】

蛋白质、维生素E、膳食纤维、维生素B$_1$、维生素B$_2$、烟酸、锌、锰、铜、钾、磷、镁、钙、铁、钠、硒等。

【 做法 】

1 砂锅中注入适量清水烧开。

2 倒入已浸泡好的莲子、薏米以及去核的红枣，搅拌一下。

3 盖上盖，烧开后用小火煮60分钟，至材料煮熟。

4 揭盖，加入冰糖，搅拌均匀，转中火煮约1分钟至冰糖溶化。

5 关火后盛出煮好的粥，装在碗中，稍稍冷却后食用即可。

功效分析

薏米的营养价值极高，被誉为"世界禾本科植物之王""生命健康之禾"，具有容易消化吸收的特点，可作为粗粮搭配莲子、红枣等食用，能消水肿、减肥，还能平衡女性内分泌，皮肤自然光泽细腻，是女性的养身佳品。

芝麻糯米糊

排毒、调理生殖

[原料]

糯米粉30克　黑芝麻粉40克

陈皮2克

[调料]

白砂糖15克

[营养成分]

蛋白质、膳食纤维、维生素E、维生素B_1、维生素B_2、烟酸、钙、磷、钾、镁、铁、锰、钠、锌、硒、铜等。

[做法]

1 将糯米粉加清水调匀，砂锅注入适量清水，放入陈皮。

2 盖上盖，大火烧开后转小火煮约15分钟，至陈皮析出有效成分。

3 揭盖，加入黑芝麻粉、白砂糖，拌匀。

4 倒入调好的糯米粉，搅拌均匀。

5 转中火，煮约1分钟，至食材入味。

6 关火，将煮好的糯米糊盛入碗中即可。

功效分析

　　芝麻是中国主要的油料作物之一，具有很高的应用价值，尤其是黑芝麻，具有润肠、养发、补益肝肾的作用。

　　用黑芝麻搭配糯米粉、陈皮等制作的米糊可使人体肾精充足，维护生殖系统功能，还能帮助体内毒素的代谢，保持皮肤柔嫩、细致和光滑，还能使头发乌黑亮丽，是极佳的保健美容食品。

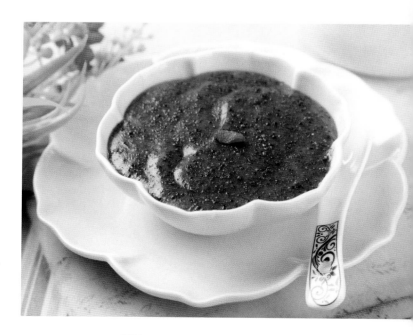

红豆麦粥

促进血液循环

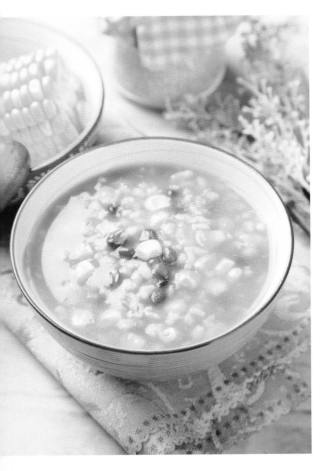

[原料]

小麦60克

红豆60克

大米80克

鲜玉米粒90克

[调料]

盐2克

[营养成分]

胡萝卜素、蛋白质、维生素E、维生素A、膳食纤维、维生素B_1、维生素B_2、烟酸、锰、铜、钾、磷、镁、钙、碘、铁、硒、锌等。

[做法]

1 砂锅中注清水烧开，倒入泡好的小麦、红豆、大米，拌匀。

2 盖上盖，用大火煮开后转小火续煮20分钟至食材熟透。

3 揭盖，倒入玉米粒，拌匀。

4 盖上盖，续煮20分钟至玉米熟软。

5 揭盖，加入盐，拌匀。

6 关火后盛出煮好的粥，装碗即可。

功效分析

红豆既能清心火，又能补心血，被李时珍称为"心之谷"，具有高蛋白、高纤维、高糖类、高热量、低脂肪的特点，搭配小麦、玉米、大米等制作的养生粥，备孕女性食用，不仅可以调节身体水液代谢，还能促进血液循环，让手脚不再冰冷，暖暖地迎接小宝宝。

红枣黑豆粥

含有丰富植物性雌激素

[原料]

水发黑豆100克　　红枣10克

[调料]

白糖适量

[营养成分]

蛋白质、纤维素、维生素B_1、烟酸、镁、钙、铁、锌、铜、锰、钾、磷、钠、硒等。

[做法]

1 锅中注入适量的清水大火烧开。

2 倒入备好的黑豆、红枣，搅拌片刻。

3 水烧开后盖上盖，用小火熬煮1个小时至熟软。

4 掀开锅盖，放入少许白糖。

5 持续搅拌片刻，使食材入味。

6 关火，将煮好的粥盛出，装入碗中即可食用。

功效分析

黑豆具有高蛋白、低热量的特性，被誉为"豆中之王"。古人认为黑豆是补肾之品，能够补充肾阴、肝血。

用黑豆搭配红枣制作的养生粥可以调理生殖之精，增强生殖系统功能，调节气血，丰富的植物性雌激素能有效平衡女性内分泌，抑制乳腺增生、乳腺癌等病症，备孕女性可适量食用。

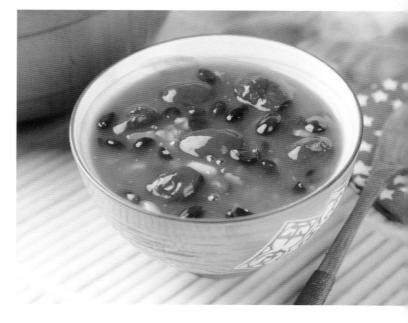

蚕豆黄豆豆浆

维持体内激素平衡

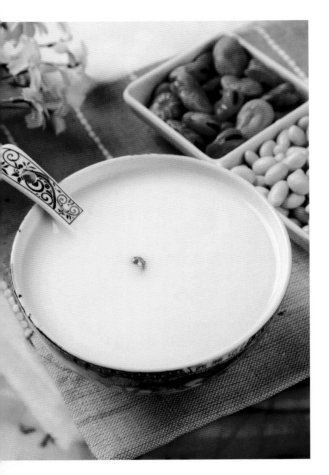

[原料]

水发黄豆50克　　水发蚕豆50克

[调料]

白糖适量

[营养成分]

膳食纤维、胡萝卜素、维生素A、维生素B_1、维生素B_2、维生素E、蛋白质、糖类、烟酸、钾、磷、镁、钙、碘、铁、硒、锌、锰、钠、铜等。

[做法]

1 把洗净的蚕豆、黄豆倒入豆浆机中。

2 注入适量清水，至水位线即可。

3 盖上豆浆机机头，选择"五谷"程序，再选择"开始"键，开始打浆。

4 待豆浆机运转约15分钟，即成豆浆。

5 将豆浆机断电，取下机头。

6 将豆浆盛入碗中，加入少许白糖。

7 搅拌片刻至白糖溶化即可。

功效分析

黄豆含有丰富的植物蛋白质，500克大豆中的蛋白质含量相当于1000克瘦肉或1500克鸡蛋或6000毫升牛奶的蛋白质含量，同时还含有多种人体必需的氨基酸，对人体组织细胞有重要的营养作用，可以维持体内激素平衡，养护子宫、卵巢，备孕期女性可常饮其搭配蚕豆制作的豆浆。

核桃油玉米沙拉

清除生殖系统垃圾

[原料]

玉米粒100克

豌豆70克

马蹄肉90克

胡萝卜65克

核桃仁200克

[调料]

盐3克

白糖2克

[营养成分]

维生素A、维生素C、维生素E、维生素B$_1$、维生素B$_2$、糖类、蛋白质、膳食纤维、烟酸、胡萝卜素、钾、镁、铁、钙、锌、铜等。

[做法]

1 将胡萝卜切丁，马蹄肉切小方块。

2 备好的榨油机接通电源，预热5分钟，倒入核桃仁，榨出核桃油。

3 炒锅注清水，加热至沸腾，倒入玉米粒、豌豆、胡萝卜丁，加1克盐，焯至断生。

4 关炉后捞出材料，放入大碗，加入马蹄、2克盐、白糖、核桃油，拌至糖溶化。

5 另取一碗，盛入拌好的菜肴即可。

功效分析

玉米是营养价值较高的一类主食，具有益肺宁心、健脾开胃、利水通淋等功效。

另外，玉米的维生素含量是稻米、小麦的5～10倍，含有的多种微量元素是其他米类不能比拟的，丰富的纤维素可以加速体内毒素的排出，清除生殖系统垃圾，养护子宫、卵巢，搭配豌豆、马蹄、胡萝卜等制作沙拉，效果更佳，备孕女性可常食。

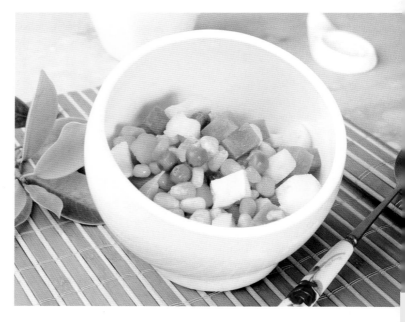

黑豆渣大麦粉蛋饼

调节内分泌，防治妇科病症

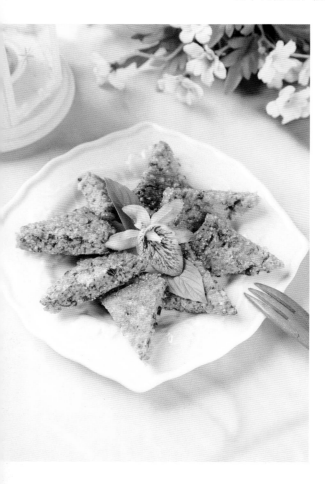

功效分析

　　大麦与小麦的营养成分近似，但纤维素含量略高，具有健脾消食、除热止渴、利小便等功效，对于内分泌失调引起的烦热失眠、白带异常等妇科病症有较好的食疗作用，备孕女性可常食，搭配黑豆渣、鸡蛋等制作杂粮饼，养生效果更佳。

[原料]

黑豆渣60克　　大麦粉100克　　罗勒叶少许

鸡蛋40克　　　葱花少许

[调料]

白胡椒粉2克　　盐、鸡粉、食用油各适量

[营养成分]

糖类、蛋白质、膳食纤维、维生素A、维生素C、维生素E、胡萝卜素、维生素B_1、维生素B_2、烟酸、镁、钙、铁、锌、铜、锰、钾、钠、硒等。

[做法]

1 取一个碗，倒入大麦粉、黑豆渣。

2 打入鸡蛋，放入葱花、盐、鸡粉、白胡椒，搅拌匀成面糊。

3 煎锅注油烧热，放入调好的面糊，煎出香味，用锅铲翻一面，继续煎至两面金黄色。

4 将煎好的蛋饼盛出放凉，切成三角形的块，放上罗勒叶装饰即可。

香芋燕麦豆浆

平衡备孕女性雌激素

[原料]

芋头140克　　燕麦片40克

水发黄豆40克

[营养成分]

蛋白质、叶酸、膳食纤维、维生素B_1、维生素B_2、烟酸、维生素E、钙、磷、钾、钠、镁、铁、锌、硒、铜、锰等。

[做法]

1　洗净去皮的芋头切小块，将已浸泡8小时的黄豆倒入碗中，加清水搓洗干净。

2　把黄豆、燕麦片、芋头倒入豆浆机中，注入适量清水，至水位线即可。

3　盖上豆浆机机头，选择"五谷"程序，再选择"开始"键，15分钟即成豆浆。

4　将豆浆机断电，取下机头，把煮好的豆浆倒入滤网，滤取豆浆入碗即可。

功效分析

　　燕麦是一种低糖、高营养、高能食品。

　　另外，燕麦含有的水溶性膳食纤维分别是小麦和玉米的4.7倍和7.7倍，具有益脾养心、敛汗等功效。

　　用燕麦搭配芋头、黄豆等制作的豆浆能平衡备孕女性体内雌激素，调节内分泌，有效维护子宫、卵巢的健康。

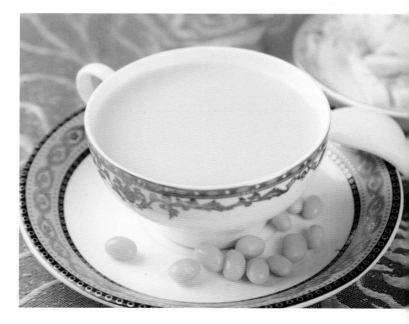

荞麦豆浆

防治内分泌失调引起的失眠

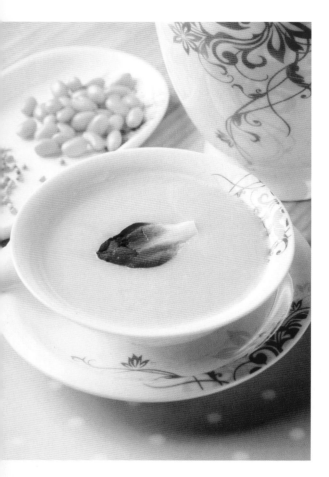

[原料]

水发荞麦40克　水发黄豆60克

[调料]

白糖少许

[营养成分]

膳食纤维、B族维生素、维生素E、氨基酸、脂肪酸、亚油酸、烟碱酸、烟酸、芦丁、铁、锰、锌、铬、磷、钙等。

[做法]

1 把洗净的荞麦、黄豆倒入豆浆机中。

2 注入适量清水，至水位线即可。

3 盖上豆浆机机头，选择"五谷"程序，再选择"开始"键，开始打浆。

4 待豆浆机运转约15分钟，即成豆浆。

5 将豆浆机断电，取下机头。

6 将豆浆盛入碗中，加入少许白糖。

7 搅拌片刻至白糖溶化即可。

功效分析

荞麦食味清香，蛋白质含量明显高于大米、小米、小麦、高粱等，含18种氨基酸且氨基酸的组分与豆类作物蛋白质氨基酸的组分相似，具有健胃、消积、止汗等功效，搭配黄豆制作的豆浆，能维护生殖系统功能，防治内分泌失调引起的失眠、自汗等病症。

玉米小麦豆浆

植物雌激素护卵巢

[原料]

 玉米30克　　 小麦40克　　 水发黄豆60克

[调料]

 白糖适量

[营养成分]

糖类、蛋白质、膳食纤维、烟酸、维生素E、维生素B_1、维生素B_2、磷、钾、钙、钠、铁、硒、镁、锰、锌、铜等。

[做法]

1 把洗净的玉米、小麦、黄豆倒入豆浆机中，注入适量清水，至水位线即可。

2 盖上豆浆机机头，选择"五谷"程序，再选择"开始"键，开始打浆。

3 待豆浆机运转约15分钟，即成豆浆。

4 将豆浆机断电，取下机头，将豆浆盛入碗中，加入少许白糖。

5 搅拌片刻至白糖溶化即可。

功效分析

　　小麦是三大谷物之一，磨成面粉后可制作面包、馒头、饼干、面条等食物；发酵后可制成啤酒、酒精、伏特加等。

　　另外，小麦具有极高的营养价值，具有清热除烦、补养肝气、止血等功效。

　　用小麦搭配玉米、黄豆、白糖等制作的豆浆，含有较高的植物雌激素，能有效调节女性内分泌，养护卵巢，使女子易于怀孕。

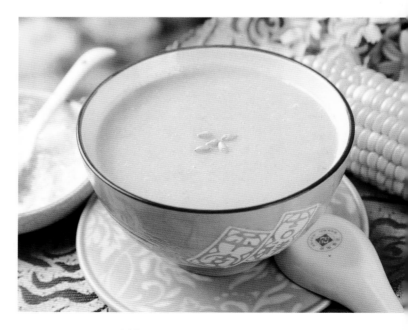

糙米胡萝卜糕

促进新陈代谢，清除体内毒素

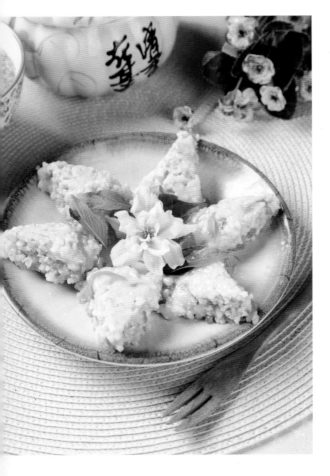

[原料]

去皮胡萝卜250克

水发糙米300克

糯米粉20克

[营养成分]

膳食纤维、蛋白质、维生素A、胡萝卜素、维生素B_1、维生素B_2、维生素C、果胶、氨基酸、烟酸、维生素E、叶酸、钙、磷、钠、镁、锌、硒、铜、锰、钾等。

[做法]

1 洗净的胡萝卜切条。

2 取一碗，倒入胡萝卜条、糙米、糯米粉，注清水拌匀后盛入备好的碗中。

3 蒸锅注清水烧开，放入拌匀的食材，加盖，用大火蒸30分钟至熟透。

4 揭盖，取出蒸糕，放凉倒扣在盘中，切成数块三角形。

5 将切好的糕点摆放在另一盘中即可。

功效分析

　　胡萝卜是水分和纤维素含量较高的蔬菜，有"地下小人参"之称，能健脾和胃、补肝明目、清热解毒，搭配糙米、糯米粉制作的糕点含有丰富的维生素，备孕期女性常食有助于增强免疫力，促进新陈代谢，清除体内毒素，给宝宝一片生长净土。

姜汁拌菠菜

让女性气血丰盈

[原料]

菠菜300克

姜末、蒜末各少许

[调料]

生抽5毫升

南瓜籽油18毫升

盐2克

鸡粉2克

[营养成分]

胡萝卜素、维生素A、维生素C、维生素B_1、蛋白质、维生素E、膳食纤维、烟酸、维生素B_2、钾、钠、钙、镁、磷、铁、硒、铜等。

[做法]

1 洗净的菠菜切段，待用。

2 沸水锅中加入1克盐，淋入8毫升南瓜籽油，倒入切好的菠菜，焯至断生后捞出。

3 往焯好的菠菜中倒入姜末、蒜末，倒入10毫升南瓜籽油，加入1克盐、鸡粉，倒入生抽。

4 充分地将食材拌匀。

5 将拌好的食材装入盘中即可。

功效分析

　　女性身体属阴，经常会有宫寒、气血不足的情况，这正是备孕需要特别纠正的乱象。

　　菠菜有"营养模范生"之称，拥有丰富的铁元素，有补血养颜的作用，还含有大量的植物粗纤维，具有促进肠道蠕动的作用，利于排便，且能促进胰腺分泌。搭配姜、蒜等制作的菜肴能让女性气血丰盈，活跃身体功能，气血足，好孕自然到。

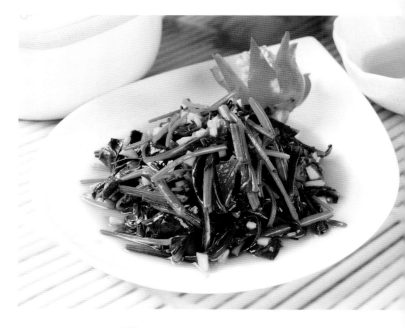

丝瓜排骨粥

抗病毒、防癌，助下乳

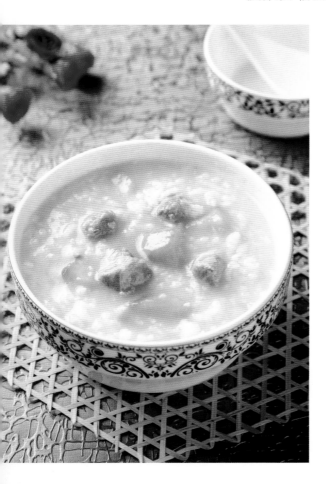

[原料]

猪骨200克　　丝瓜100克　　虾仁15克

大米200克　　水发香菇5克　　姜片少许

[调料]

料酒8毫升　　盐2克　　鸡粉2克　　胡椒粉2克

[营养成分]

胡萝卜素、维生素A、维生素C、蛋白质、膳食纤维、维生素E、维生素B_6、维生素B_2、维生素B_1、烟酸、叶酸、钾、磷、钙、镁、钠、硒、铁、锌、锰、铜等。

功效分析

　　丝瓜爽滑鲜甜，所含营养在瓜类食物中较高，有清热利尿、活血通经、解毒之效，搭配猪骨、虾仁、香菇等制作的养生粥能防治妇科炎症，帮助清除身体毒素，所含的干扰素诱生剂能刺激人体产生干扰素，达到抗病毒、防癌的目的，还能帮助产妇下乳。

[做法]

1　去皮的丝瓜切滚刀块，香菇切丁，猪骨加料酒余去血水。

2　砂锅注清水，大火烧热，倒入猪骨、姜片、大米、香菇，搅匀。

3　烧开后转中火煮45分钟后倒入虾仁，续煮15分钟，倒入丝瓜，煮熟软。

4　加入盐、鸡粉、胡椒粉，拌匀。

5　关火后将煮好的粥盛出，装碗即可。

紫薯山药豆浆

消炎抑菌，改善妇科病症

[原料]

水发黄豆120克

山药95克　　　紫薯90克

[调料]

白糖适量

[营养成分]

胡萝卜素、糖类、维生素C、维生素A、蛋白质、膳食纤维、烟酸、维生素E、维生素B_1、维生素B_2、钾、磷、钙、铁、锌等。

[做法]

1 将洗净去皮的紫薯、山药切丁，备用。

2 取榨汁机，选择搅拌刀座组合，倒入黄豆、清水，盖上盖，搅拌至黄豆成细末。

3 断电后用滤网滤取豆汁，装碗待用。

4 砂锅注清水烧热，倒入山药丁、紫薯丁，拌匀，煮沸后用小火煮至食材熟软。

5 揭盖，注入豆汁，煮至沸腾，加入白糖，煮至糖分溶化后盛出豆浆即成。

功效分析

山药肉质细嫩，含有极丰富的营养保健物质，具有补脾养胃、生津益肺、补肾涩精等功效。

女性常食山药可以促进上皮细胞生长、消炎抑菌，改善白带过多、痛经等妇科病症。

用山药搭配黄豆、紫薯等制作的豆浆，能平衡体内雌激素，平衡人体内分泌，还能增强新陈代谢，备孕女性可适量饮用。

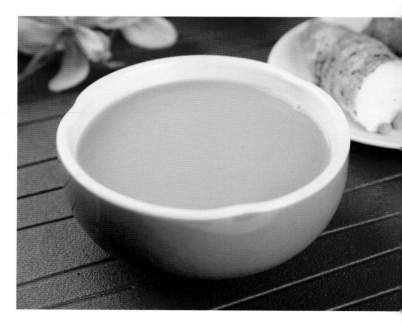

玉米黄瓜沙拉

促进代谢，调内分泌

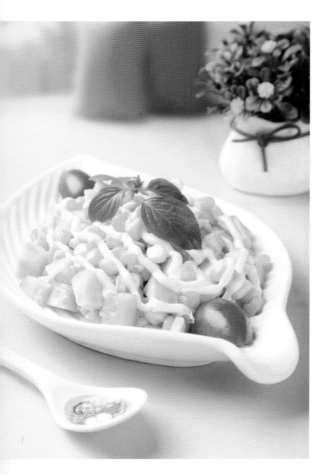

功效分析

黄瓜的含水量为96%～98%，它不但脆嫩清香，味道鲜美，而且营养丰富，具有清热止渴、利水消肿的功效，是人体内的"清道夫"。搭配玉米、圣女果等制作的沙拉可以促进机体的新陈代谢，调节内分泌，备孕女性可常食。

[原料]

去皮黄瓜100克

玉米粒100克

罗勒叶少许

圣女果少许

[调料]

沙拉酱10克

[营养成分]

胡萝卜素、维生素A、维生素C、蛋白质、膳食纤维、维生素E、烟酸、维生素B_2、维生素B_1、钾、钙、磷、镁、钠、铁、硒、锌、锰、铜等。

[做法]

1 洗净的黄瓜切丁。

2 锅中注清水烧开，倒入玉米粒焯片刻后捞出，放入凉水中冷却。

3 捞出冷却的玉米，放入碗中。

4 放入黄瓜，拌匀。

5 再倒入备好的盘中，挤上沙拉酱。

6 放上罗勒叶、圣女果做装饰即可。

蒸冬瓜肉卷

排出子宫、卵巢毒素

[原料]

冬瓜400克

水发木耳90克

午餐肉200克

胡萝卜200克

葱花少许

[调料]

鸡粉2克

水淀粉4毫升

芝麻油、盐各适量

[营养成分]

胡萝卜素、维生素C、维生素A、维生素E、维生素B$_6$、维生素B$_2$、维生素B$_1$、叶酸、膳食纤维、蛋白质、烟酸、钾、钙、铁、锌等。

[做法]

1 将木耳、胡萝卜、午餐肉切丝，冬瓜切薄片后焯至断生。

2 把冬瓜片铺在盘中，放上午餐肉、木耳、胡萝卜后卷起。

3 蒸锅烧开，放入冬瓜卷，大火蒸熟。

4 热锅注清水烧开，放入盐、鸡粉、水淀粉、芝麻油，拌匀后淋在冬瓜卷上，撒上葱花即可。

功效分析

　　冬瓜肉质细嫩，味道鲜美，清爽可口，《神农本草经》记载其"久服轻身耐老"，具有清热解毒、利水消肿、减肥美容的功效。

　　用冬瓜搭配木耳、胡萝卜等制作的菜肴，女性经常吃不仅可以调节内分泌，排出子宫、卵巢的毒素，调节生殖系统功能，使皮肤润滑光洁，还可以减肥塑身。

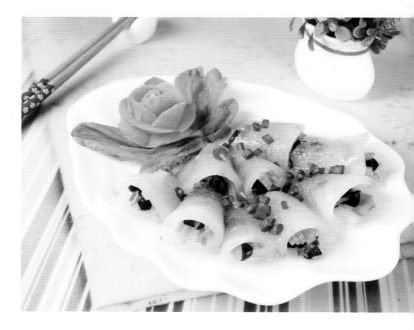

香菜拌黄豆

改善宫寒、手脚发凉

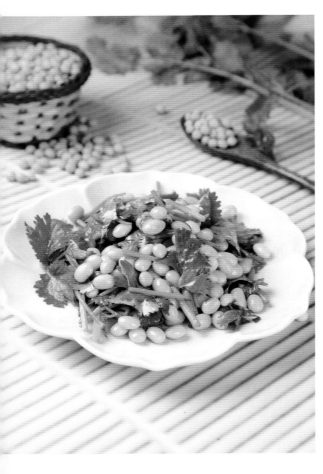

[原料]

水发黄豆200克　　香菜20克

姜片、花椒各少许

[调料]

盐2克　　　　芝麻油5毫升

[营养成分]

胡萝卜素、B族维生素、维生素A、维生素C、
烟酸、蛋白质、膳食纤维、维生素E、钾、钙、
磷、钠、镁、铁、碘、硒、锌、锰、铜等。

[做法]

1　锅中注清水烧开，倒入备好的黄豆、
　　姜片、花椒，加入1克盐，煮开后转小
　　火煮20分钟至食材入味。

2　掀开盖，将食材捞出装入碗中，拣去
　　姜片、花椒。

3　将香菜加入煮好的黄豆中，加入1克
　　盐、芝麻油。

4　持续搅拌片刻，使其入味。

5　将拌好的食材装入盘中即可。

功效分析

　　香菜有种特殊的香味，常被用作菜肴的点
缀、提味之品，具有发汗透疹、消食下气、醒脾
和中的作用，是很多人都喜欢食用的蔬菜之一，
搭配黄豆、姜片等制作的菜肴内通心脾，外达四
肢，可以促进血液循环。女性常食香菜可以改善
宫寒、手脚发凉等病症。

核桃仁芹菜炒香干

防治经血过多、功能性子宫出血

[原料]

香干120克

胡萝卜70克

芹菜段60克

核桃仁35克

[调料]

盐2克

鸡粉2克

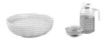
水淀粉、食用油各适量

[营养成分]

胡萝卜素、维生素C、维生素A、维生素B_2、维生素B_1、糖类、维生素E、膳食纤维、蛋白质、烟酸、钾、钠、磷、钙、铁、锌等。

[做法]

1 将香干切细条形，胡萝卜切粗丝。

2 热锅注油，烧至三四成热，倒入备好的核桃仁，炸出香味后捞出，沥干油。

3 用油起锅，倒入洗好的芹菜段，放入胡萝卜丝，倒入切好的香干，炒匀，加入盐、鸡粉，炒匀，倒入水淀粉。

4 用中火翻炒至食材入味，再倒入炸好的核桃仁，炒匀后盛出炒好的菜肴即可。

功效分析

　　芹菜含有大量的水分和纤维素，具有清热除烦、利水消肿、凉血止血的作用。

　　用芹菜搭配核桃仁、香干等制作的菜肴对经血过多、功能性子宫出血等病症十分有益，还能维护生殖系统功能，对备孕女性有益。本品还能调节人体血液循环，降低血压，防治水肿，妊娠高血压的妇女可适量食用。

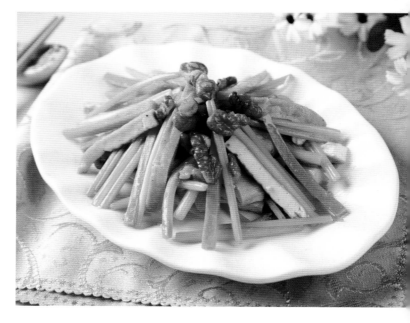

蒸香菇西蓝花

防治卵巢早衰

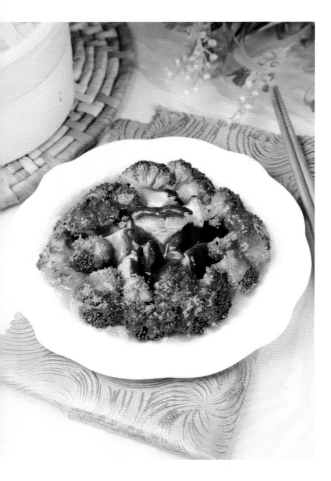

功效分析

　　香菇素有"山珍之王"之称，是高蛋白、低脂肪的营养保健食品，是世界第二大食用菌，也是我国的特产之一，具有化痰理气、益胃和中、透疹解毒的作用。女性常食可以提高免疫力，防治卵巢早衰，搭配西蓝花制作菜肴，效果更佳。

【 原料 】

香菇100克　　　西蓝花100克

【 调料 】

盐2克　　　　鸡粉2克　　　蚝油5克

水淀粉10毫升　食用油适量

【 营养成分 】

膳食纤维、蛋白质、烟酸、维生素C、维生素B_2、磷、钾、镁、硒、钙、钠、锌、铁、锰、铜等。

【 做法 】

1 洗净的香菇按十字花刀切块。

2 取盘子，将洗净的西蓝花沿圈摆盘。

3 再将切好的香菇摆在西蓝花中间。

4 电蒸锅注清水烧开，放入盛有西蓝花和香菇的盘子，加盖，调好时间旋钮，蒸8分钟至熟后取出。

5 锅中注清水烧开，加盐、鸡粉、蚝油。

6 用水淀粉勾芡，搅拌均匀成汤汁。将汤汁浇在西蓝花和香菇上即可。

黑芝麻拌莴笋丝

调节内分泌，预防产后贫血

[原料]

去皮莴笋200克　去皮胡萝卜80克　黑芝麻25克

[调料]

盐2克　　　鸡粉2克　　　白糖5克

醋10毫升　　芝麻油少许

[营养成分]

维生素B$_2$、维生素B$_1$、胡萝卜素、维生素A、维生素C、蛋白质、膳食纤维、维生素E、烟酸、锌、铁、钙、磷、钠、硒、钾等。

[做法]

1 洗好的莴笋、胡萝卜切丝。

2 锅中注清水烧开，放入莴笋丝、胡萝卜丝，焯至断生后捞出，装碗待用。

3 加入部分黑芝麻。

4 放入盐、鸡粉、糖、醋、芝麻油，搅拌均匀。

5 将拌好的菜肴装在盘中。

6 撒上剩余黑芝麻点缀即可。

功效分析

　　莴笋味道清新且略带苦味，可刺激消化酶分泌，增进食欲，其钾含量大大高于钠含量，有利于体内的电解质平衡。

　　另外，莴笋还具有强身健体、补血益气、清热通便等功效，搭配黑芝麻、胡萝卜等制作的美味菜肴，能调节女性内分泌，还能预防产后贫血，是非常适合备孕妇女食用的"千金菜"。

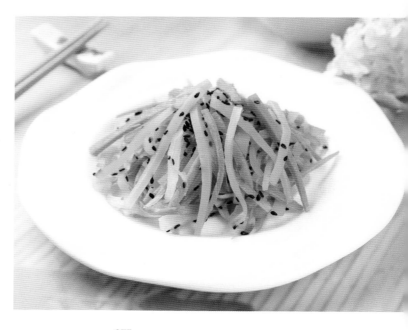

糯米藕圆子

养护子宫、卵巢，疗血热

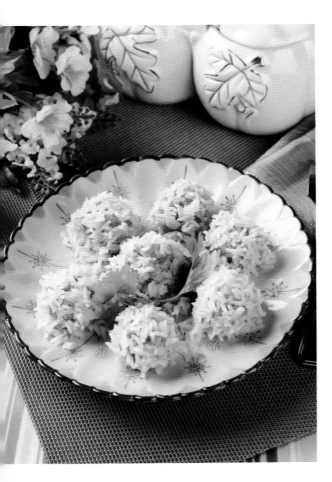

[原料]

水发糯米220克　　肉末55克

莲藕45克　　蒜末、姜末各少许

[调料]

盐2克　生粉适量　生抽4毫升　料酒5毫升

白胡椒粉少许　芝麻油、食用油各适量

[营养成分]

蛋白质、纤维素、维生素A、维生素C、维生素E、胡萝卜素、维生素B$_1$、维生素B$_2$、烟酸、镁、钙、铁、锌、铜、锰、钾、磷、钠等。

[做法]

1 将去皮洗净的莲藕剁成末，取一大碗，倒入备好的肉末，放入切好的莲藕，撒上蒜末、姜末，拌匀。

2 加入盐、白胡椒粉、料酒、生抽、食用油、芝麻油、生粉，拌至肉起劲。

3 做成丸子，滚上糯米，放在蒸盘中。

4 蒸锅上火烧开，放入蒸盘，用大火蒸约25分钟，至食材熟透。

5 关火后取出蒸盘，稍微冷却即可。

功效分析

　　莲藕曾经被列为贡品，民间也有"荷莲一身宝，秋藕最补人"这样的说法，由此可以看出，莲藕是上好的滋补佳珍，具有滋阴养血的功效，其止血而不留瘀，是热病血证的食疗佳品。搭配糯米、肉末等制作的菜肴适合备孕女性食用，能养护子宫、卵巢，防治崩漏、月经不调等病症。

木瓜莲子炖银耳

改善子宫、卵巢功能

[原料]

水发银耳100克

莲子100克　　木瓜200克

[调料]

冰糖20克

[营养成分]

胡萝卜素、膳食纤维、蛋白质、维生素B_1、维生素A、维生素E、维生素B_2、烟酸、钾、磷、钠、镁、锰、铜、铁、锌、硒、钙等。

[做法]

1 砂锅注入适量清水，倒入泡发好的银耳、莲子，拌匀。

2 盖上盖，大火煮开之后转小火煮90分钟至食材熟软。

3 揭盖，放入切好的木瓜、冰糖，拌匀。

4 盖上盖，小火续煮20分钟至析出有效成分，揭盖，搅拌一下。

5 关火后盛出炖好的汤，装碗即可。

功效分析

　　银耳有"菌中之冠"的美称，富含天然植物形胶质，有益气清肠、滋阴润肺的作用。

　　用银耳搭配木瓜、莲子、冰糖等制作的甜品能增强人体的新陈代谢功能，促进血液循环，改善子宫、卵巢功能，从而调节人体内分泌功能，防治妇科病症。本品还有祛除脸部黄褐斑、雀斑的功效，备孕女性可常食。

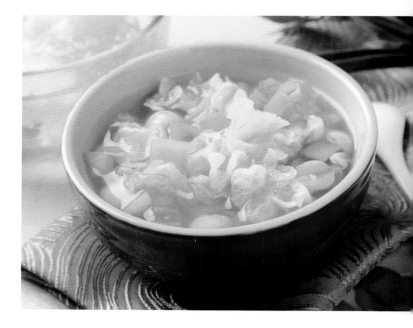

腊肉南瓜盅

消除生殖系统内的细菌毒素

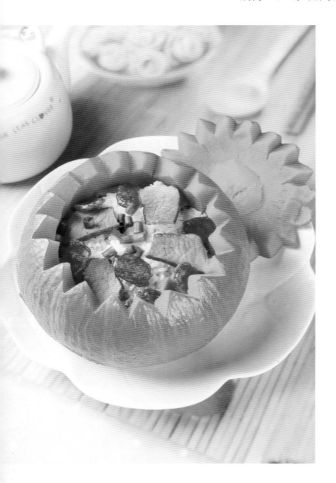

[原料]

 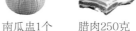

南瓜盅1个　　　腊肉250克　　　葱花少许

腊肠100克　　　米饭400克　　　南瓜丁100克

[营养成分]

胡萝卜素、维生素A、维生素C、糖类、膳食
纤维、蛋白质、烟酸、维生素E、维生素B_2、
维生素B_1、钾、磷、钙、镁、钠、硒、铁、
锌、锰、铜等。

[做法]

1. 腊肠、腊肉切片。
2. 将米饭、南瓜丁倒入南瓜盅里，拌匀，放入腊肠、腊肉，待用。
3. 蒸锅注入适量清水烧开，放入南瓜盅、南瓜盅盖。
4. 加盖，中火蒸40分钟至食材熟软。
5. 揭盖，关火后取出南瓜盅及南瓜盅盖，撒上葱花即可。

功效分析

　　南瓜营养极为丰富，有润肺益气、消炎止痛、驱虫解毒、美容减肥的作用，是很好的低脂食品，搭配腊肠、腊肉制作的食品能提高机体免疫功能，促进细胞因子生成，防衰老，丰富的果胶能黏结和消除生殖系统内的细菌毒素和其他有害物质，适宜备孕女食用。

手撕香辣杏鲍菇

调和备孕女性体质

【 原料 】

杏鲍菇300克　　蒜末、葱花各3克　　剁椒10克

【 调料 】

白糖5克　　　　醋8毫升　　　　生抽10毫升

芝麻油适量

【 营养成分 】

蛋白质、膳食纤维、维生素E 、维生素B₁、维生素B₂、钾、钙、铁、锌、硒、烟酸、叶酸等。

【 做法 】

1 将洗净的杏鲍菇切段，再切条形。

2 电蒸锅烧开后放入切好的杏鲍菇，盖上盖，蒸约5分钟，至食材熟透。

3 断电后揭盖，取出蒸熟的杏鲍菇，放凉后撕成粗丝，装盘，摆好造型，待用。

4 取一小碗，倒入生抽、醋、白糖、芝麻油，撒上蒜末，拌匀，调成味汁。

5 把味汁浇在盘中，放入剁椒、葱花即可。

功效分析

　　杏鲍菇是集食用、药用于一体的珍稀食用菌新品种，含有18种氨基酸，其中人体必需的8种氨基酸齐全，是一种营养保健价值极高的食用菌，具有祛脂降压、补益虚损等功效。

　　将杏鲍菇蒸熟，搭配蒜末、剁椒等制作的菜肴，能调和备孕女性的体质，增强其抵抗力，平衡内分泌。

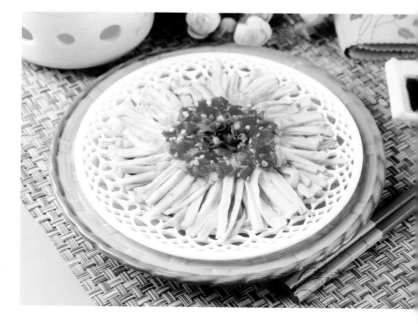

生菜南瓜沙拉

抵抗病毒，调节雌激素

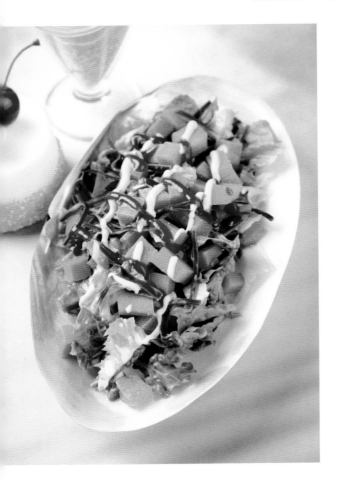

[原料]

生菜70克

南瓜70克

胡萝卜50克

牛奶30毫升

紫甘蓝50克

[调料]

沙拉酱适量

番茄酱适量

[营养成分]

胡萝卜素、维生素A、叶酸、维生素C、糖类、蛋白质、维生素E、膳食纤维、烟酸、维生素B$_2$、维生素B$_6$、维生素B$_1$、锌、锰、铁、硒、磷、镁、铜、钾、钙、钠等。

[做法]

1 洗净去皮的胡萝卜、南瓜切丁，生菜切块，紫甘蓝对半切开，切成丝。

2 锅中注清水烧开，倒入胡萝卜、南瓜，焯至断生，倒入紫甘蓝，略煮后将食材捞出放入凉水中，冷却后捞出。

3 将焯好的食材装入碗中，放入生菜，搅匀，取一个盘，倒入蔬菜、牛奶。

4 挤上适量的沙拉酱、番茄酱即可。

功效分析

生菜是叶用莴苣的俗称，可生食，脆嫩爽口，略甜，具有清热提神、镇痛催眠等功效，搭配南瓜、胡萝卜等制作的沙拉含有干扰素诱生剂，可以刺激人体正常细胞产生干扰素，抵抗病毒，调节女性雌激素，提高人体的免疫力，备孕女性可适量食用。

蟹味菇炒小白菜

防止卵巢毒素沉着

【原料】

小白菜500克　　蟹味菇250克

姜片、蒜末、葱段各少许

【调料】

生抽5毫升　　盐、鸡粉各5克　　水淀粉5毫升

蚝油5克 食用油适量 白胡椒粉5克

【营养成分】

胡萝卜素、维生素A、叶酸、维生素C、蛋白质、膳食纤维、维生素E、烟酸、维生素B_2、维生素B_6、维生素B_1、钾、钙、铁、锌等。

【做法】

1　洗净的小白菜切去根部，对半切开，加2克盐、油焯至断生后捞出，沥干水分，摆盘待用。

2　将蟹味菇倒入锅中，焯片刻后捞出。

3　用油起锅，倒入姜片、蒜末、葱段，爆香，放入蟹味菇，加入蚝油、生抽、清水，加入3克盐、鸡粉、白胡椒粉，炒匀。

4　倒入水淀粉，翻炒约2分钟至熟。

5　关火，盛出装入摆有小白菜的盘中即可。

功效分析

　　小白菜是蔬菜中含矿物质和维生素最丰富的菜，与大白菜相比，小白菜的含钙量是其2倍，维生素C含量约为其3倍，胡萝卜素含量高达74倍，具有解热除烦、通利肠胃等功效。

　　小白菜搭配蟹味菇、姜片等制作的菜肴，可促进细胞代谢，防止卵巢毒素沉着，调节内分泌，延缓卵巢衰老，备孕女性可适量食用。

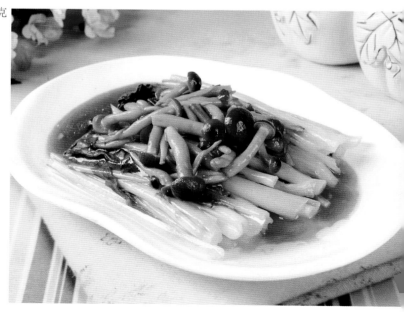

白萝卜丝沙拉

维护女性生殖系统健康

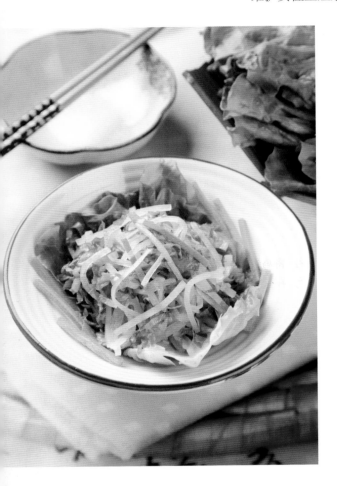

[原料]

生菜50克

白萝卜70克

柠檬汁10毫升

[调料]

蜂蜜5克

橄榄油10毫升

盐少许

[营养成分]

维生素C、胡萝卜素、糖类、维生素A、膳食
纤维、维生素E、蛋白质、维生素B_6、维生素
B_2、维生素B_1、叶酸、烟酸、钾、钠、钙、
磷、镁、硒、铁、锌等。

[做法]

1 洗净去皮的白萝卜切丝，生菜切丝。

2 锅中注清水烧开，倒入白萝卜丝，略
  煮一会儿，至其断生。

3 捞出白萝卜丝，放入凉水中过凉，捞
  出，沥干水分，备用。

4 将白萝卜丝放入碗中，加入生菜，搅
  拌匀。

5 加入少许盐、柠檬汁、蜂蜜、橄榄
  油，搅匀。

6 将拌好的食材装入盘中即可。

功效分析

　　白萝卜在饮食和中医食疗领域都有广泛应
用，具有下气消食、除疾润肺、解毒生津、利尿
通便等功效，搭配生菜、柠檬汁等制作的沙拉有
抗氧化的作用，能有效抑制癌症。其所含植物纤
维可以促进肠胃蠕动，起到排毒的作用，维护女
性生殖系统健康。

西红柿饭卷

延缓卵巢衰老

【 原料 】

 冷米饭400克

 西红柿200克

 洋葱25克

 鸡蛋40克

 玉米粒30克

 胡萝卜30克

 葱花少许

【 调料 】

 盐适量

 鸡粉适量

 食用油适量

 白酒10毫升

【 营养成分 】

胡萝卜素、维生素A、维生素C、叶酸、糖类、蛋白质、烟酸、维生素E、膳食纤维、维生素B_6、维生素B_1、维生素B_2、铜、铁等。

【 做法 】

1 胡萝卜、洋葱切粒，西红柿切丁，玉米粒焯至断生。

2 鸡蛋打散，加葱花、盐、白酒，搅拌均匀待用。

3 热锅注油，倒入洋葱、胡萝卜、玉米粒、西红柿、盐、鸡粉、冷米饭，翻炒匀。

4 将鸡蛋液煎成蛋饼，盛出装入盘中。

5 在蛋饼上铺上炒好的米饭，卷成卷。

6 将饭卷切小段，装盘，装饰一下即可。

功效分析

西红柿果实营养丰富，风味独特，含有丰富的胡萝卜素、番茄红素，具有清热止渴、补虚养血等功效。

用西红柿搭配鸡蛋、玉米粒、胡萝卜、米饭等制作的佳肴，能促进铁的吸收，增强人体免疫力，平衡女性内分泌，延缓卵巢衰老，适合备孕女性食用。

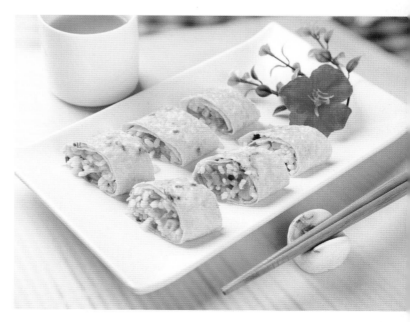

陈皮炒鸡蛋

利于子宫、卵巢排出毒素

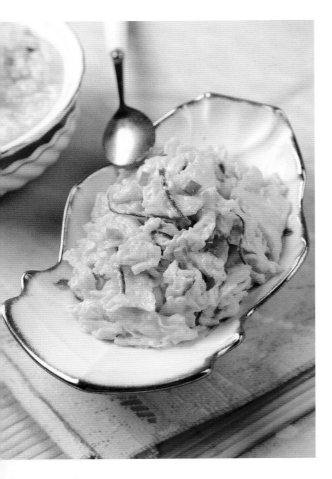

[原料]

鸡蛋3个

水发陈皮5克

姜汁100毫升

葱花少许

[调料]

盐3克

水淀粉适量

食用油适量

[营养成分]

维生素A、蛋白质、糖类、维生素E、维生素B$_2$、烟酸、维生素B$_1$、钾、钠、磷、钙、硒、镁、铁、锌、铜、锰等。

[做法]

1 洗好的陈皮切丝。

2 取一个碗，打入鸡蛋。

3 加入陈皮丝、盐、姜汁，搅散。

4 倒入水淀粉，拌匀，待用。

5 用油起锅，倒入蛋液。

6 炒至鸡蛋成形。

7 撒上葱花，略炒片刻。

8 关火后盛出炒好的菜肴，装盘即可。

功效分析

鸡蛋所含蛋白质的氨基酸比例很适合人体生理需要，易为机体吸收，利用率高达98%以上，营养价值很高，是人类常食用的食物之一，具有滋阴润燥、养心安神、养血安胎、延年益寿等功效。搭配陈皮、姜汁等制作的菜肴，能调畅备孕妇女气机，养护肝脏，利于子宫、卵巢排出毒素。

西洋参虫草花炖乌鸡

强化生殖系统功能

[原料]

乌鸡300克

虫草花15克

西洋参8克

姜片少许

[调料]

盐2克

[营养成分]

蛋白质、烟酸、维生素E、糖类、维生素B_2、维生素B_1、钾、磷、钠、镁、钙、硒、铁、锌、铜、锰等。

[做法]

1 锅中注清水烧开，将乌鸡块汆去血水后捞出，沥干水分，待用。

2 砂锅中注入适量清水大火烧热。

3 倒入乌鸡、虫草花、西洋参、姜片，搅拌均匀。

4 盖上锅盖，煮开后转小火煮3小时。

5 掀开锅盖，加入盐，搅匀调味。

6 将鸡汤盛出装入碗中即可。

功效分析

乌鸡滋味鲜美并富有营养，在唐朝，乌鸡被当作丹药的主要成分来治疗所有妇科疾病，有温中益气、补肾填精、养血乌发、滋润肌肤的作用。

用乌鸡搭配西洋参、虫草花、姜片等制作的养生汤对于体虚、宫寒的备孕女性来说是很好的滋补佳品，常食可以强化生殖系统功能，平衡内分泌，还能增强肌肤弹性，延缓皮肤衰老。

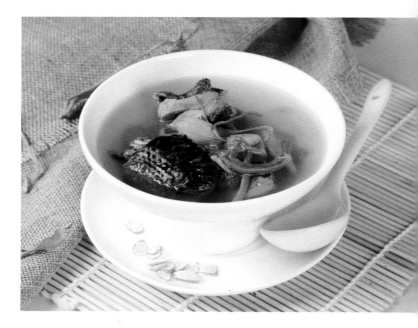

丝瓜蒸羊肉

促进血液循环，赶走宫寒

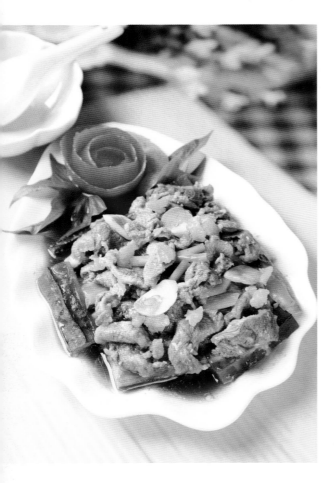

[原料]

丝瓜200克　　羊肉400克　　姜片少许

咸蛋黄1个　　生粉25克　　蒜末、葱段各少许

[调料]

盐2克　　料酒5毫升　　胡椒粉2克　　生抽5毫升

芝麻油4毫升　食用油适量

[营养成分]

蛋白质、维生素A、维生素C、维生素E、维生素B₂、维生素B₁、烟酸、铁、钙、硒、锌、钾、磷、钠、镁、铜等。

[做法]

1 洗净的丝瓜切段，羊肉切片，待用。

2 羊肉装碗，加入盐、料酒、胡椒粉、生粉、食用油，拌匀，腌渍10分钟。

3 在盘底铺上丝瓜，放入羊肉、蒜末、葱段、姜片、掰碎的咸蛋块。

4 蒸锅注清水烧开，放入丝瓜羊肉。

5 盖上盖，大火蒸25分钟。

6 掀开锅盖，将菜肴取出，摆上葱段。

7 淋上生抽、芝麻油，即可食用。

功效分析

李时珍在《本草纲目》中说："羊肉能暖中补虚，补中益气，开胃健身，益肾气，养肝明目，治虚劳寒冷，五劳七伤。"羊肉性热，搭配丝瓜、咸蛋黄等制作的菜肴适宜虚寒体质的备孕女性食用，可促进血液循环，赶走宫寒，还能增强御寒能力，手足不再冰冷。

草菇炒牛肉

祛除备孕女性体内之寒

[原料]

草菇300克　　牛肉200克

洋葱40克　　红彩椒30克　　姜片少许

[调料]

盐2克　鸡粉、胡椒粉各1克　蚝油5克　料酒10毫升

生抽6毫升　水淀粉4毫升　食用油适量

[营养成分]

蛋白质、维生素A、维生素E、维生素B_2、维生素B_1、烟酸、钾、磷、钠、镁、硒、钙、铁、锌等。

[做法]

1 洋葱、红彩椒切块，草菇切十字花刀。

2 牛肉切片，加食用油、1克盐、料酒、胡椒粉、2毫升水淀粉，腌渍10分钟至入味。

3 将草菇焯至断生，牛肉汆去血水。

4 另起锅注油，倒入姜片、洋葱、红彩椒、牛肉、草菇、生抽、蚝油，炒熟。

5 加清水、1克盐、鸡粉、2毫升水淀粉，翻炒收汁。

6 关火后盛出菜肴，装盘即可。

功效分析

中国的人均牛肉消费量仅次于猪肉。牛肉蛋白质含量高，而脂肪含量低，味道鲜美。牛肉的氨基酸组成比猪肉更接近人体需要，具有补中益气、滋养脾胃、强健筋骨等功效。

用牛肉搭配草菇、洋葱等制作的佳肴能祛除备孕女性体内之寒，补充人体血液，增强生殖系统功能，养护子宫、卵巢，适合备孕女性食用。

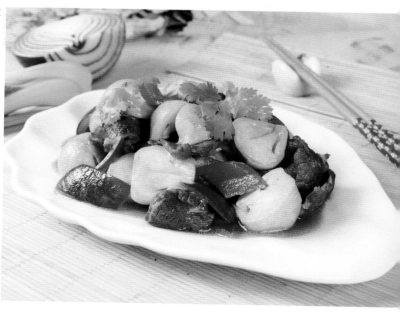

蒜香蒸生蚝

促进新陈代谢

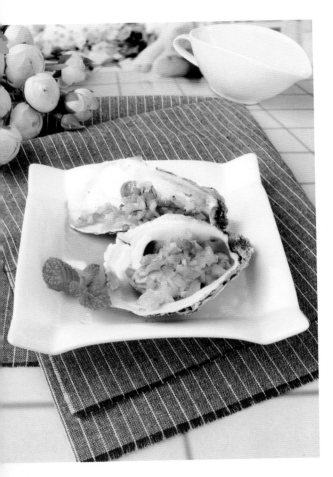

[原料]

生蚝4个

柠檬15克

蒜末20克

葱花5克

[调料]

蚝油5克

食用油20毫升

盐3克

[营养成分]

维生素A、胡萝卜素、维生素B_2、维生素B_1、烟酸、维生素C、维生素E、钙、磷、钾、钠、镁、铁、锌、硒、铜、锰等。

[做法]

1 取碗，倒入生蚝肉，加入盐，挤入柠檬汁，拌匀，腌渍10分钟待用。

2 用油起锅，倒入蒜末、葱花、蚝油，翻炒约1分钟至入味后盛出。

3 将腌好的生蚝肉放入生蚝壳中，再淋上炒香的蒜末，放入烧开的电蒸锅。

4 盖上盖，时间调至"8"。

5 揭盖，取出蒸好的生蚝，待凉即可。

功效分析

生蚝又称牡蛎，因其富含大量蛋白质和人体所缺的锌，被誉为"海里的牛奶"，具有滋阴补肾、软坚散结、收敛固涩的作用。搭配蒜末、柠檬等制作的菜肴，是促进新陈代谢的好帮手，对于内分泌失调引起的妇科病症有较好的食疗作用，备孕女性可适量食用。

萝卜丝煲鲫鱼

平衡人体内分泌

[原料]

鲫鱼500克

白萝卜150克

胡萝卜80克

姜丝、葱花各少许

[调料]

盐3克

鸡粉2克

胡椒粉、料酒各适量

[营养成分]

蛋白质、维生素A、维生素E、维生素B_6、维生素B_2、维生素B_1、烟酸、钾、磷、钙、钠、镁、硒、锌、铁、铜、锰等。

[做法]

1 洗净去皮的白萝卜、胡萝卜切丝。

2 砂锅注清水，放入处理好的鲫鱼，加入姜丝，淋入料酒，盖上盖，煮10分钟。

3 揭盖，倒入切好的胡萝卜、白萝卜，盖上盖，用小火续煮20分钟至食材熟透。

4 揭盖，加入盐、鸡粉、胡椒粉，拌匀。

5 关火后盛出煮好的菜肴，装入碗中，撒上葱花即可。

功效分析

鲫鱼肉质细嫩，味道甜美，营养价值极高，具有补阴血、通血脉、丰胸通乳、消水利肿的作用。

用鲫鱼搭配白萝卜、胡萝卜等制作的养生汤，能改善人体血液循环，调节子宫、卵巢的功能，从而调节人体内分泌功能，不仅如此，本品还能在产后通利乳汁，是备孕女性调理身体的好选择。

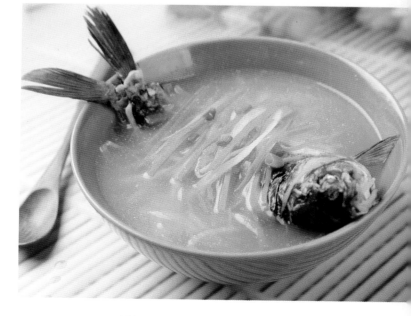

甜杏仁绿豆海带汤

改善卵巢功能，防治乳腺增生

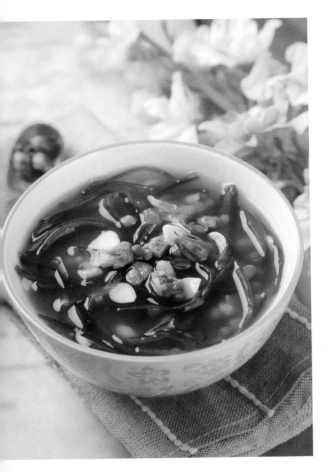

[原料]

甜杏仁20克

绿豆100克

海带30克

玫瑰花6克

[营养成分]

维生素E、蛋白质、膳食纤维、维生素B_2、维生素B_1、烟酸、钾、碘、钙、镁、磷、硒、钠、铁、锌、锰等。

[做法]

1 砂锅中注清水烧开，倒入甜杏仁、泡好的绿豆，拌匀。

2 盖上盖，用大火煮开后转小火续煮30分钟至食材熟软。

3 揭盖，加入海带丝、玫瑰花，拌匀。

4 盖上盖，续煮15分钟至食材入味。

5 关火后盛出煮好的汤，装碗即可。

功效分析

海带的营养丰富，有"长寿菜""海上之蔬""含碘冠军"的美誉，其微量元素十分丰富、热量较低，搭配杏仁、绿豆、玫瑰花等制作的养生汤可以消水肿、调顺肠胃、调节内分泌、改善卵巢功能、防治乳腺增生，让女人以最好的状态备孕。

酱炖泥鳅鱼

强化女性子宫、卵巢功能

[原料]

泥鳅350克　　黄豆酱20克　　啤酒160毫升　　辣椒酱12克

姜片、葱段、蒜片各少许　　　　干辣椒8克

[调料]

盐2克　　水淀粉、芝麻油、食用油各适量

[营养成分]

蛋白质、维生素A、维生素E、维生素B$_2$、维生素B$_1$、烟酸、铁、锰、锌、磷、钙、钾、钠、硒、镁、铜等。

[做法]

1 用油起锅，将处理干净的泥鳅煎香。

2 锅底留油烧热，加入姜片、葱白、蒜片、干辣椒，放入黄豆酱、辣椒酱。

3 炒出香辣味后注入啤酒，倒入煎过的泥鳅，加入盐，拌匀，煮约15分钟。

4 揭盖，倒入葱叶、水淀粉、芝麻油，炒匀，至汤汁浓稠。

5 关火后盛出焖好的菜肴，装盘即可。

功效分析

泥鳅肉质细嫩，味道鲜美，被称为"水中之参"，是营养价值很高的一种鱼，具有补中益气、清利小便、养肾生精等功效。

用黄豆酱、辣椒酱、啤酒、姜片等炖煮的泥鳅，是一道极佳的养生菜品，能强化女性子宫、卵巢功能，调理生殖系统，增强体质，还能驱走体寒，备孕女性可适量食用。

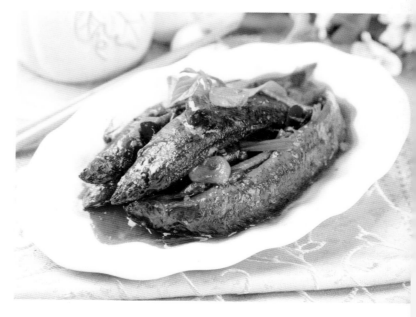

花胶海参佛手瓜乌鸡汤

唤醒卵巢活性

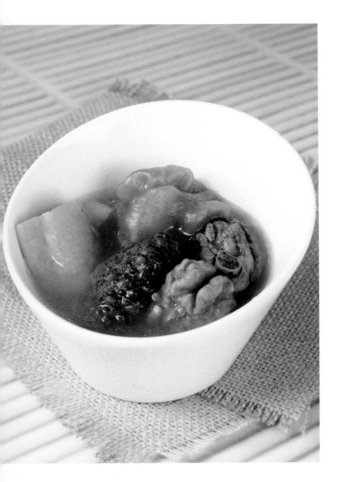

[原料]

乌鸡块300克　　水发海参90克　　水发干贝20克

佛手瓜150克　　水发花胶40克　　核桃仁30克

[调料]

盐2克

[营养成分]

蛋白质、维生素E、糖类、烟酸、维生素B_2、维生素B_1、钠、钙、镁、硒、钾、磷、铁、锰、锌、铜等。

[做法]

1 洗净的花胶切段，海参对半切开，佛手瓜去籽，切块。

2 锅中注清水烧开，倒入乌鸡块，汆片刻后捞出，沥干水分，装盘待用。

3 砂锅注清水，倒入乌鸡块、花胶、海参、佛手瓜、核桃仁、干贝，拌匀。

4 加盖，大火煮开转小火煮3小时至食材熟透，揭盖，加入盐，搅拌至入味。

5 关火，盛出煮好的汤，装碗即可。

红枣花生焖猪蹄

防止卵巢早衰，平衡内分泌

[原料]

红枣5克

西蓝花280克

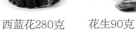
花生90克

猪蹄块550克

姜片、八角、桂皮各少许

[调料]

料酒10毫升

盐4克

生抽6毫升

鸡粉2克

水淀粉4毫升

食用油适量

[营养成分]

蛋白质、维生素A、维生素B_1、维生素B_2、维生素C、维生素D、维生素E、钙、铁等。

[做法]

1 洗净的西蓝花切成小朵，焯至断生，摆盘待用；猪蹄块汆去血水。

2 热锅注油，倒入八角、桂皮、姜片、猪蹄块，加入料酒、生抽、清水、花生、红枣，加入盐，搅拌调味。

3 盖上盖，烧开后转小火焖至熟透。

4 揭盖，加入鸡粉、水淀粉，快速翻炒收汁后盛入装有西蓝花的盘中即可。

功效分析

猪蹄具有补虚弱、填肾精、健腰膝等功效，丰富的胶原蛋白在烹调过程中可转化成明胶，它能结合许多水，从而有效改善人体生理功能和皮肤组织细胞的储水功能，防止卵巢早衰，平衡内分泌，延缓皮肤衰老，不只适合备孕女性食用，还有助于产后修复。搭配红枣、西蓝花等制作菜肴，效果更佳。

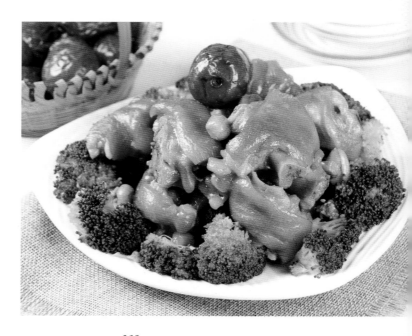

红参淮杞甲鱼汤

增强抗病能力，调节内分泌

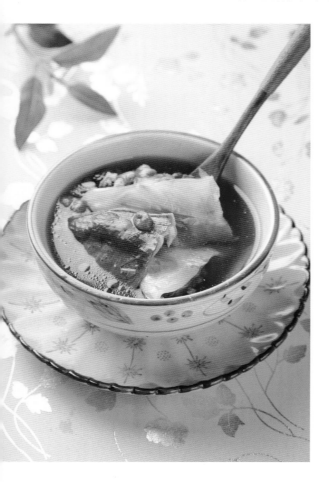

[原料]

甲鱼块800克

桂圆肉8克

姜片少许

枸杞5克

红参3克

淮山2克

[调料]

盐2克

鸡粉2克

料酒4毫升

[营养成分]

维生素A、蛋白质、烟酸、糖类、维生素E、维生素B$_2$、维生素B$_1$、钾、磷、钠、钙、硒、镁、铁、锌、铜、锰等。

功效分析

　　甲鱼具有鸡、鹿、牛、羊、猪5种肉的美味，故素有"美食五味肉"的美称。它不但味道鲜美、高蛋白、低脂肪，而且含有多种维生素，能够增强抗病能力及调节内分泌，也是提高母乳质量、增强婴儿免疫力及智力的滋补佳品。搭配桂圆、红参、淮山等制作养生汤，效果更佳。

[做法]

1 砂锅中注入适量清水烧开，倒入姜片。
2 放入备好的红参、淮山、桂圆肉、枸杞。
3 再倒入洗净的甲鱼块，淋入料酒。
4 盖上锅盖，用小火煮约1小时至其熟软。
5 揭开锅盖，加入盐、鸡粉。
6 搅拌均匀，煮至食材入味。
7 将煮好的汤盛出，装入碗中即可。

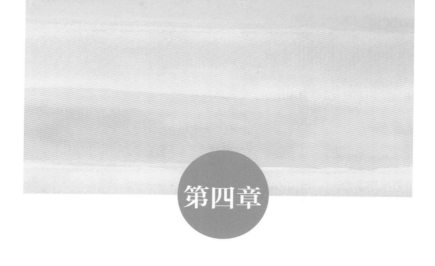

第四章

经穴调理，各个击破，迎接你的小幸福

　　二胎政策开放之际，很多女性都想再生个宝宝，但是各类妇科病症会直接或间接地导致女性怀不上宝宝，需要利用绿色的中医疗法来好好调理。

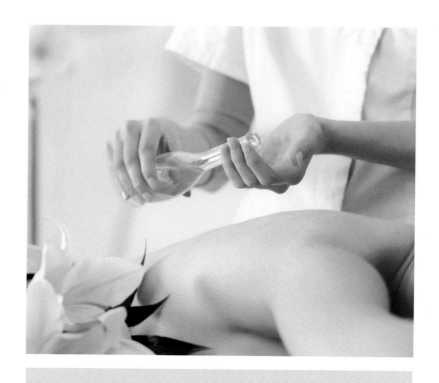

【期门】

促进肝排毒，调节内分泌

期门穴是足厥阴肝经的最上一穴，为肝经之募穴。肝脏是人体重要的解毒器官，能调节人体内分泌，排解毒素。肝失疏泄，人体毒素无法正常排出，可见便秘、白带黄浊、胸胁胀痛等病症。刺激期门穴可增强肝脏的排毒功能，调节内分泌，还能治疗内分泌紊乱引起的乳腺增生。

/ 定位取穴 /

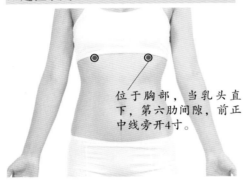

位于胸部，当乳头直下，第六肋间隙，前正中线旁开4寸。

/ 临床功效 /

健脾疏肝、理气活血。

/ 临床配伍方 /

期门+肝俞、日月
可疏肝、活血化瘀，治乳腺增生。

期门+阳陵泉、中封
可疏肝利胆，治黄疸。

期门+脾俞、肝俞
可调理气血，治月经不调。

/ 操作主治 /

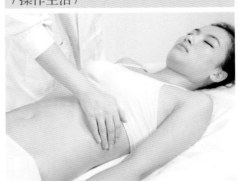

1 经常按摩这个穴位，可有效缓解乳腺增生、白带异常、心下切痛、饮食不下、呕吐、呃逆等病症。

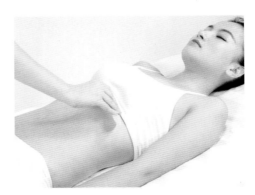

2 经常刮拭这个穴位，可有效缓解月经不调、胸胁胀痛、乳腺增生等病症。

【神阙】

胎儿与母体相连的生命纽带

神阙穴是任脉常用穴位之一，为元神之门户，有温补元阳、健运脾胃、复苏固脱之功效。中医有"任主胞胎"之说，即任脉起于胞中，具有调节月经，促进女子生殖功能的作用，而本穴又是任脉气血的会合点，是胎儿与母体相连的生命纽带，刺激本穴可有效调节女性生殖系统功能，改善妇科病症。

/ 定位取穴 /

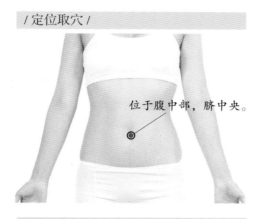

位于腹中部，脐中央。

/ 临床功效 /

温阳救逆、利水固脱。

/ 临床配伍方 /

神阙+关元
可温补肾阳，治月经不调。

神阙+百会、膀胱俞
可升阳举陷、回阳固脱，治脱肛。

神阙+石门
可温阳利水、通经行气，治痛经。

/ 操作主治 /

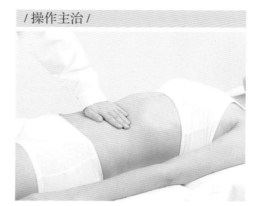

1 经常按摩这个穴位，可有效缓解月经不调、痛经、水肿、便秘、脱肛、腹痛、不孕症等病症。

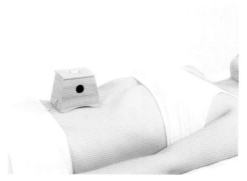

2 经常艾灸这个穴位，可有效缓解不孕症、产后尿潴留、痛经等病症。

【气海】

调节女性生殖系统功能

气海穴是任脉常用穴位之一，穴居脐下，为先天元气聚会之处，生气之海，且与冲脉同起胞宫，向后与督脉、足少阴之脉相并，同时任脉与足三阴、手三阴经相联系，故称"诸阴之海"。本穴是防病强身要穴之一，能调节女子生殖系统功能，防治妇科病症。

/ 定位取穴 /

位于下腹部，前正中线上，当脐中下1.5寸。

/ 临床功效 /

调经固经、益肾固精。

/ 临床配伍方 /

气海+小肠俞
可行气化浊，治白带异常。

气海+大敦、阴谷、太冲、三阴交、中极
可行气通经、养阴清热，治痛经。

气海+三阴交
可养阴填精、培元固肾，治遗精。

/ 操作主治 /

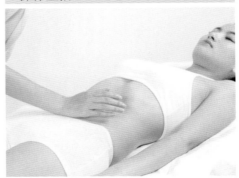

1 经常按摩这个穴位，可有效缓解不孕症、痛经、崩漏、月经不调、腹痛、腹胀、脱肛、遗尿、遗精等病症。

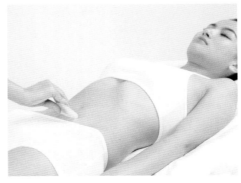

2 经常刮拭这个穴位，可有效缓解月经不调、痛经、阳痿、阴挺等病症。

【关元】

女子蓄血之处

　　关元穴是任脉常用穴位之一，穴居丹田，为元气所藏之处，是"男子藏精，女子蓄血之处"。本穴自古以来就是养生要穴，能维护女性子宫、卵巢的功能，从而调节人体内分泌，对元气虚损病症、妇科病症和下焦病症等有较好的疗效。

/ 定位取穴 /

位于下腹部，前正中线上，当脐中下3寸。

/ 临床功效 /

培肾固本、补气回阳。

/ 临床配伍方 /

关元+太溪、肾俞

可补益肾气，治不孕症。

关元+涌泉

可补肾气、行水气，治腰骶酸痛。

关元+中极、阴交、期门

可条达肝气，治乳房胀痛。

/ 操作主治 /

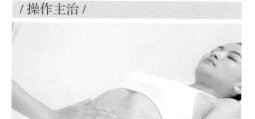

1 经常按摩这个穴位，可有效缓解白带异常、不孕症、痛经、月经不调、崩漏、脐腹绞痛、小腹胀满等病症。

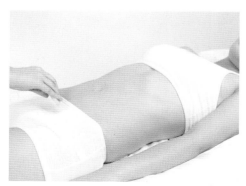

2 经常刮拭这个穴位，可有效缓解痛经、赤白带下、阴挺、阴痒等病症。

【带脉】

善调妇人经带

带脉穴属足少阳胆经，为足少阳、带脉之会，善调妇人经带。湿邪逢经期、产后乘虚内侵胞宫，以致任脉损伤，带脉失约，生殖系统功能紊乱，引起经带疾患，让女性朋友苦不堪言。经常刺激带脉穴，可祛除子宫、卵巢等的湿邪，调节经带。

/ 定位取穴 /

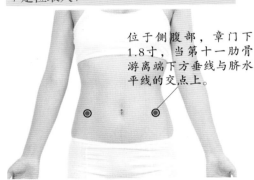

位于侧腹部，章门下1.8寸，当第十一肋骨游离端下方垂线与脐水平线的交点上。

/ 临床功效 /

健脾利湿、调经止带。

/ 临床配伍方 /

带脉+白环俞、阴陵泉、三阴交
可健脾渗湿、止带，治带下病。

带脉+中极、地机、三阴交
可行气活血、祛瘀止痛，治痛经。

带脉+血海、膈俞
可通经活血，治月经不调。

/ 操作主治 /

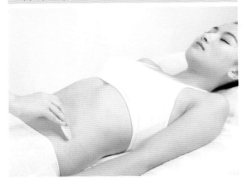

1 经常刮拭这个穴位，可有效缓解月经不调、赤白带下、痛经、不孕症、腰痛、胁痛连背、盆腔炎等病症。

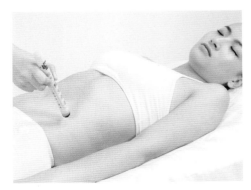

2 经常艾灸这个穴位，可有效缓解不孕症、经闭、白带异常、宫寒等病症。

【子宫】
养护生殖系统

子宫穴属经外奇穴，在日常生活中女性按摩本穴可以起到防治妇科疾病的作用。除此之外，它还是女性养生的小妙招，能调节女性内分泌，养护子宫、卵巢，可用于配合治疗产后腹痛、妇女不孕、习惯性流产等病症。

/ 定位取穴 /

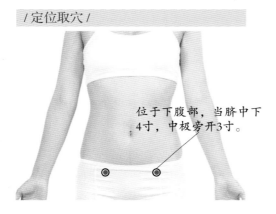

位于下腹部，当脐中下4寸，中极旁开3寸。

/ 临床功效 /

调经理气、升提下陷。

/ 临床配伍方 /

子宫+足三里
可培补中气、固摄胞宫，治子宫脱垂。

子宫+关元、命门、肾俞
可调理冲任、培补元气，治不孕症。

子宫+气海、关元
可调理气血，治痛经。

/ 操作主治 /

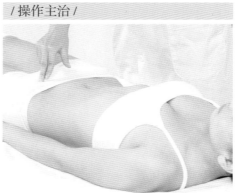

1 经常按摩这个穴位，可有效缓解子宫下垂、月经不调、产后腹痛、痛经、功能性子宫出血等病症。

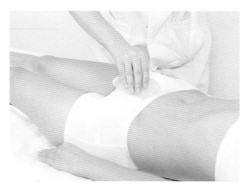

2 经常刮拭这个穴位，可有效缓解产后腹痛、不孕症、痛经等病症。

【归来】

维护子宫健康

归来穴为胃经的重要穴位之一，穴主男子睾丸、女子子宫诸症。经常刺激归来穴，能维护子宫健康，调节月经及排卵功能，延缓卵巢衰老，对于各种男科及妇科疾病均有一定的缓解作用，另外，还能治疗疝气痛。

/ 定位取穴 /

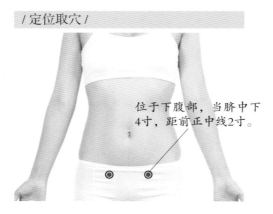

位于下腹部，当脐中下4寸，距前正中线2寸。

/ 临床功效 /

活血化瘀、调经止痛。

/ 临床配伍方 /

归来+太冲
可温经理气，治小腹坠胀。

归来+关元、气海
可活血通经，治痛经。

归来+天枢、子宫
可化瘀止痛，治产后腹痛。

/ 操作主治 /

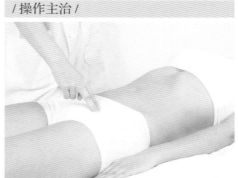

1 经常按摩这个穴位，可有效缓解产后腹痛、疝气、月经不调、闭经、崩漏、白带异常等病症。

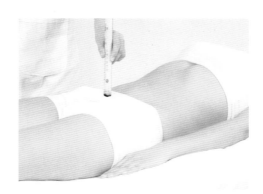

2 经常艾灸这个穴位，可有效缓解痛经、白带多、不孕、卵巢炎等病症。

【 膈俞 】

理气血，疗妇疾

膈俞穴是足太阳膀胱经的常用腧穴之一，又是八会穴之血会。女子气血不足、气血瘀滞易引起诸多妇科疾病，经常刺激本穴不仅具有活血化瘀的作用，还兼具养血生血、健脾补心之力。临床上常与血海相配伍治疗多种妇科血瘀病症，或与脾俞相伍以治疗妇科气血不足的病症。

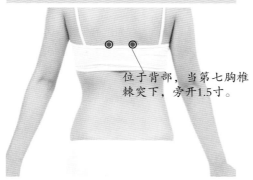

位于背部，当第七胸椎棘突下，旁开1.5寸。

理气宽胸、活血通脉。

膈俞+肺俞、膻中
可调理肺气、止咳平喘，治气喘。

膈俞+肝俞、脾俞
可健脾统血、和营补血，主治贫血。

膈俞+曲池、三阴交
可祛风清热、活血止痒，治荨麻疹、皮肤瘙痒。

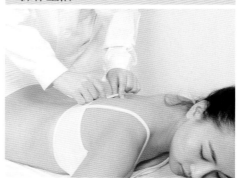

1 经常按摩这个穴位，可有效缓解功能性子宫出血、乳房胀痛、胸背刺痛、心痛、心悸、胸闷、吐血等病症。

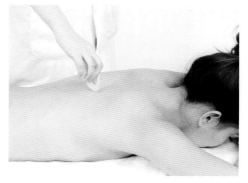

2 经常刮拭这个穴位，可有效缓解崩漏、衄血、骨蒸潮热、自汗等病症。

【肾俞】

养护生殖之精

肾俞穴属足太阳膀胱经，为肾之背腧穴，善于外散肾脏之热，培补肾元。肾藏精，精血是生命的根本，刺激肾俞穴，能促进肾脏的血流量，改善肾脏血液循环，达到强肾护肾、养护生殖之精的目的，还能补肾缩尿，改善下焦虚寒引发的宫寒、尿频等症状。

/ 定位取穴 /

位于腰部，当第二腰椎棘突下，旁开1.5寸。

/ 临床功效 /

益肾助阳、强腰利水。

/ 临床配伍方 /

肾俞+殷门、委中
可行气通络，治腰膝酸软。

肾俞+京门
可温补肾阳，治阳痿。

肾俞+听宫、翳风
可益肾聪耳，治耳鸣。

/ 操作主治 /

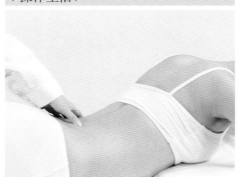

1 经常按摩这个穴位，可有效缓解血崩、赤白带下、不孕症、头痛眩晕、视物不明、耳鸣、腰脊酸痛等病症。

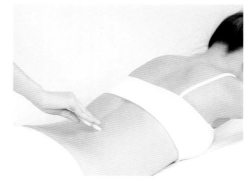

2 经常刮拭这个穴位，可有效缓解月经不调、痛经、白带异常等病症。

【命门】

赶走宫寒不孕

命门穴属奇经八脉之督脉，整个人体的生命活动都由它激发和主持，在男子能藏生殖之精，在女子则紧密联系着胞宫，对两性生殖功能有重要影响；命门火衰的病人，会出现四肢清冷、五更泻，男子可见阳痿、早泄，女子可见宫寒不孕，用温补法刺激本穴可有效缓解。

/ 定位取穴 /

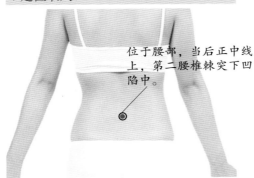

位于腰部，当后正中线上，第二腰椎棘突下凹陷中。

/ 临床功效 /

培元补肾、强健腰脊。

/ 临床配伍方 /

命门+肾俞
可调补肾气，治腰酸痛。

命门+肾俞、气海
可补益肾气、固精，治不孕症。

命门+天枢、关元
有温肾健脾的作用，治肾虚泄泻。

/ 操作主治 /

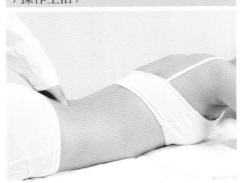

1 经常按摩这个穴位，可有效缓解子宫内膜炎、白带异常、子宫脱垂、月经不调、肾炎、小便不利等病症。

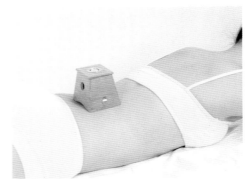

2 经常艾灸这个穴位，可有效缓解宫寒不孕、子宫脱出、痛经等病症。

【八髎】

邻近胞宫调生殖

八髎穴是足太阳膀胱经上的腧穴，共8个穴位。八髎穴在阳关和会阳之间，邻近胞宫，故善于调治女性生殖系统病症，其穴区的皮肉应该是很松软，能捏起来的。备孕女性可适量刺激本穴，能维护内部生殖器官健康。

/ 定位取穴 /

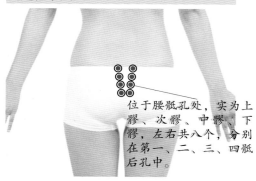

位于腰骶孔处，实为上髎、次髎、中髎、下髎，左右共八个，分别在第一、二、三、四骶后孔中。

/ 临床功效 /

调理下焦、强腰利膝。

/ 临床配伍方 /

八髎+关元、气海
可通经活血、止痛，治月经不调。

八髎+肾俞、腰阳关、足三里、委中
可舒筋活络、强腰利膝，治腰骶酸痛。

八髎+中极
可利尿通淋，治小便不利。

/ 操作主治 /

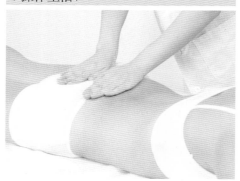

1 经常按摩这个穴位，可有效缓解月经不调、白带异常、腰骶疼痛、下腰痛、小便不利等病症。

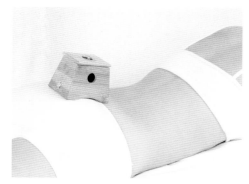

2 经常艾灸这个穴位，可有效缓解不孕症、痛经、盆腔炎等病症。

【阴包】

疏肝养血利经带

阴包穴是足厥阴肝经的重要穴位之一。女子以肝为先天，肝藏血，肝失调达，则情志不舒，气机不畅，易发月经不调、痛经等妇科疾患，严重者会影响孕产。经常刺激阴包穴可疏肝解郁、调经止痛，维护子宫、卵巢健康。

/ 定位取穴 /

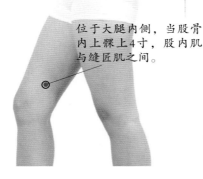

位于大腿内侧，当股骨内上髁上4寸，股内肌与缝匠肌之间。

/ 临床功效 /

调经止痛、利尿通淋。

/ 临床配伍方 /

阴包+关元、血海、三阴交
可活血通经，治月经不调。

阴包+肾俞、八髎
可舒筋活络，治腰骶疼痛。

阴包+气海、中极、肾俞
可补肾益气、固摄膀胱，治遗尿。

/ 操作主治 /

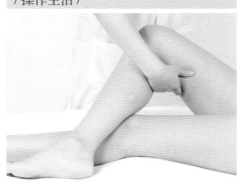

1 经常按摩这个穴位，可有效缓解月经不调、少腹疼痛、痛经、小便不利、遗尿、癃闭等病症。

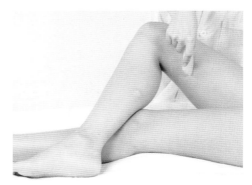

2 经常刮拭这个穴位，可有效缓解闭经、痛经、白带异常等病症。

【曲泉】

补足气血和经带

　　曲泉穴是足厥阴肝经的重要穴位之一，为肝经之合穴。肝脏是人体养分之源，只有保证肝的疏泄功能正常和肝血充足，才能得到源源不断的养分供应。刺激曲泉穴可使肝脏气血充足，气血足则经带调和、肌肤濡润，可有效防治女性生殖系统疾患。

/ 定位取穴 /

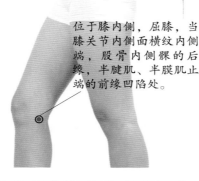

位于膝内侧，屈膝，当膝关节内侧面横纹内侧端，股骨内侧髁的后缘，半腱肌、半膜肌止端的前缘凹陷处。

/ 临床功效 /

清利湿热、通调下焦。

/ 临床配伍方 /

曲泉+膝眼、梁丘、血海
可活血止痛，治膝膑肿痛。

曲泉+中极、阴陵泉
可清利湿热，治小便不利。

曲泉+百会、气海
可温阳益气，治阴挺。

/ 操作主治 /

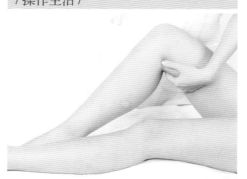

1 经常按摩这个穴位，可有效缓解月经不调、阴挺、经闭、小便不利、遗尿、癃闭、疝气腹痛等病症。

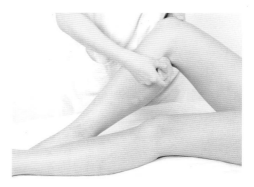

2 经常刮拭这个穴位，可有效缓解痛经、白带异常、阴痛、阴痒等病症。

【血海】

健脾生血疗妇疾

血海穴为脾经的主要穴位之一，脾经所生之血在此聚集。经常刺激血海穴有化血为气、运化脾血的作用，临床上主要用于配合治疗妇科病、血热性皮肤病等病症。因其位于膝部，又可用于治疗膝股内侧痛。

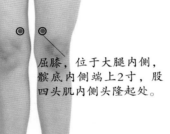

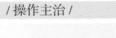

屈膝，位于大腿内侧，髌底内侧端上2寸，股四头肌内侧头隆起处。

调经统血、健脾化湿。

血海+带脉

可调经统血，治月经不调。

血海+犊鼻、阴陵泉、阳陵泉

可舒筋活络、利关节，治膝关节疼痛。

血海+合谷、曲池、三阴交

可疏风止痒、清热凉血，治荨麻疹。

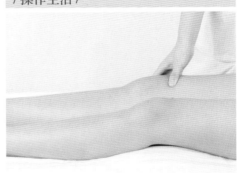

1 经常按摩这个穴位，可有效缓解月经不调、崩漏、白带异常、痛经、经闭、阴部瘙痒、疥疮、疮疡等病症。

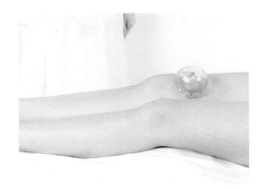

2 经常拔罐这个穴位，可有效缓解痛经、胸胁胀痛、白带黄浊等病症。

【足三里】

养护卵巢强体质

　　足三里穴是胃经的主要穴位之一，为胃经之合穴，是所有穴位中极具养生保健价值的穴位之一，对于延缓卵巢衰老、平衡人体内分泌大有裨益，还能补足一身气血，改善体虚，增强免疫力，备孕女性可时常刺激。

/ 定位取穴 /

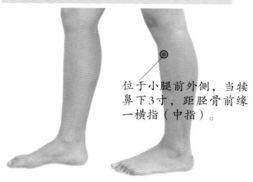

位于小腿前外侧，当犊鼻下3寸，距胫骨前缘一横指（中指）。

/ 临床功效 /

健脾和胃、扶正培元、通经活络。

/ 临床配伍方 /

足三里+天枢、三阴交、肾俞、行间
可调理肝脾、补益气血，治月经过多。

足三里+曲池、丰隆、三阴交
可健脾化痰，治头晕目眩。

足三里+中脘、内关
可和胃降逆、宽中利气，治胃脘痛。

/ 操作主治 /

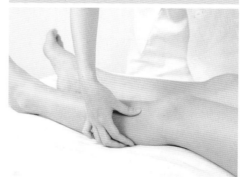

1 经常按摩这个穴位，可有效缓解头晕、心烦、痛经、月经不调、脘腹胀满、口苦无味、恶心呕吐等病症。

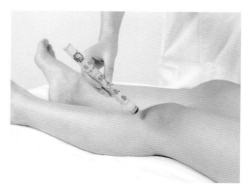

2 经常艾灸这个穴位，可有效缓解痛经、白带增多、不孕症等病症。

【三阴交】

女性保健的福穴

三阴交穴属足太阴脾经，十总穴之一，指的是三条阴经：足太阴脾经、足少阴肾经、足厥阴肝经的交会处，主要功能是调理下焦，也就是肚脐以下的部位，其中对治疗女性痛经特别有效，还可安神、帮助睡眠，是让女性青春永驻的首选穴位。

/ 定位取穴 /

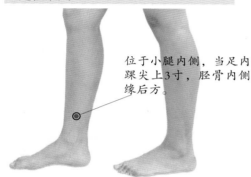

位于小腿内侧，当足内踝尖上3寸，胫骨内侧缘后方。

/ 临床功效 /

健脾理血、益肾平肝。

/ 临床配伍方 /

三阴交+中脘、内关、足三里
可活血化瘀，治血栓闭塞性脉管炎。

三阴交+中极、天枢、行间
可疏肝理气、活血化瘀，治痛经。

三阴交+阴陵泉、膀胱俞、中极
可利尿，治癃闭。

/ 操作主治 /

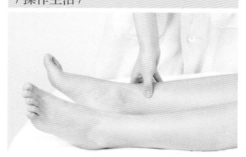

1 经常按摩这个穴位，可有效缓解痛经、腹痛、肠鸣、腹胀、泄泻、便溏、月经不调、崩漏、带下等病症。

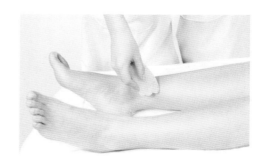

2 经常刮拭这个穴位，可有效缓解痛经、经闭、不孕、失眠等病症。

【照海】

保养卵巢，调内分泌

照海穴是足少阴肾经的常用腧穴之一，《千金要方》里称此穴为"漏阴"，意指肾经经水在此蒸发、漏失，故刺激照海穴能滋肾清热、通调三焦，可促进女性内分泌和生殖系统功能的改善，有益于卵巢的保养。

/ 定位取穴 /

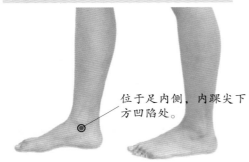

位于足内侧，内踝尖下方凹陷处。

/ 操作主治 /

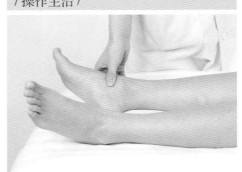

1 经常按摩这个穴位，可有效缓解月经不调、痛经、阴痒、心痛气喘、胎衣不下、难产、遗精、遗尿等病症。

/ 临床功效 /

养阴液、利咽喉、清神志、调下焦。

/ 临床配伍方 /

照海+昆仑、解溪
可舒筋活络，治足踝疼痛。

照海+合谷、列缺
可滋阴清热、利咽，治咽喉肿痛。

照海+中极、三阴交
可调经活血、止带，治月经不调。

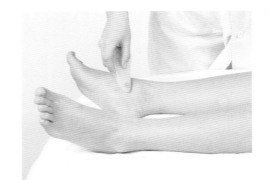

2 经常刮拭这个穴位，可有效缓解痛经、阴挺、血热崩漏等病症。

【太冲】

养肝调节内分泌

太冲穴为足厥阴肝经上的重要穴位之一，为肝经之原穴。肝为"将军之官"，主怒，肝火旺盛得不到发泄，就容易导致内分泌失调，发怒生气。怒大又进一步伤肝伤肾，会影响备孕女性的健康，不利于妊娠。太冲穴为肝经之输穴、原穴，刺激该穴可疏肝理气、通调三焦，使人心平气和，养护好女子的先天——肝脏。

/ 定位取穴 /

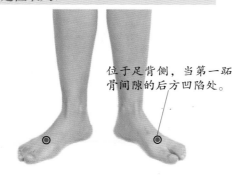

位于足背侧，当第一跖骨间隙的后方凹陷处。

/ 临床功效 /

平肝泄热、疏肝养血、清利下焦。

/ 临床配伍方 /

太冲+足三里
可疏肝健脾，治月经不调。

太冲+合谷
可镇静安神、平肝熄风，治眩晕。

太冲+气海、急脉
可疏肝理气，治疝气。

/ 操作主治 /

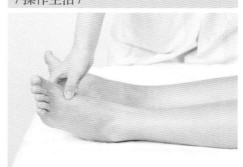

1 经常按摩这个穴位，可有效缓解月经不调、痛经、经闭、带下、崩漏、难产等病症。

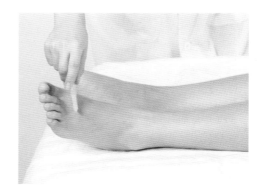

2 经常刮拭这个穴位，可有效缓解乳房胀痛、阴痛、痛经、呕吐等病症。

【隐白】

善治妇科出血疾患

　　隐白穴属足太阴脾经，是脾经之井穴，是治疗月经过多、崩漏的要穴。脾主统血，脾阳虚弱，则统血无力，易导致各类出血疾患，尤以妇科病症多见。刺激本穴可健脾回阳止血，让人恢复正常的好气色，备孕无忧。

/ 定位取穴 /

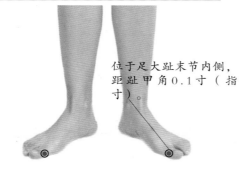

位于足大趾末节内侧，距趾甲角0.1寸（指寸）。

/ 临床功效 /

健脾和血、清心宁志、温阳回厥。

/ 临床配伍方 /

隐白+气海、血海、三阴交
可益气活血、止血，治月经过多。

隐白+大敦
可醒脑开窍，治昏厥。

隐白+厉兑
可健脾宁神，治多梦。

/ 操作主治 /

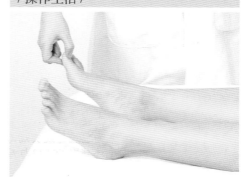

1 经常按摩这个穴位，可有效缓解月经过多、功能性子宫出血、鼻出血、吐血、呃逆、腹胀、腹痛等病症。

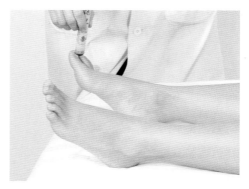

2 经常艾灸这个穴位，可有效缓解痛经、月经不调、暴泄、失眠等病症。

【涌泉】

补足阳气宫不寒

涌泉穴是足少阴肾经的常用腧穴之一，正确刺激该穴能够使人精力充沛。许多女性会有手足冰凉的情况，这是因为其自身的阳气不足，身体出现阳虚的表现，严重者会出现宫寒不孕，适当刺激本穴，能补足一身之阳气，暖养女人才健康。

/ 定位取穴 /

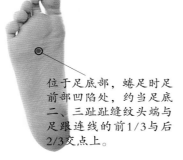

位于足底部，蜷足时足前部凹陷处，约当足底二、三趾趾缝纹头端与足跟连线的前1/3与后2/3交点上。

/ 临床功效 /

苏厥开窍、滋阴益肾、平肝熄风。

/ 临床配伍方 /

涌泉+百会、人中
可苏厥、回阳救逆，治昏厥。

涌泉+四神聪、神门
可清心安神、镇静，治失眠。

涌泉+肾俞、子宫
可固本培元，治不孕症。

/ 操作主治 /

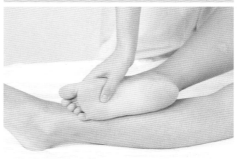

1 经常按摩这个穴位，可有效缓解不孕症、阳痿、经闭、难产、咽喉肿痛、鼻衄、咳嗽短气、足心热等病症。

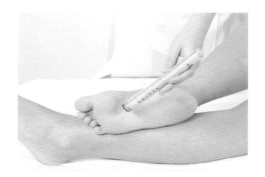

2 经常艾灸这个穴位，可有效缓解善恐、善忘、头痛目眩、泄泻等病症。

简单有效的女性常见病理疗法

月经不定期，想来就来，想走就走

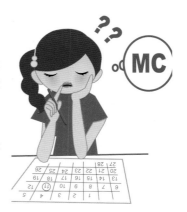

　　女性爱把月经称为"大姨妈"，形象地体现了女性对它的又爱又恨，不来的时候总盼着它来，而真来了又觉得很麻烦。这大概是绝大多数女性会有的一种心理状态。"大姨妈"也真是让人难以捉摸，总是该来的时候不来，不该来的时候不请自来，不该走的时候又戛然而止了，让女性朋友很是头疼。常见的类型有月经先期、月经后期、月经先后无定期等。如果你家"大姨妈"总是飘忽不定，来去不定期，那可要当心啦。

1 月经先期

又称"经早"，指月经周期提前1~2周，多为气虚或血热所致，经色淡或红紫，伴神疲乏力、气短懒言或烦热、口干等症。

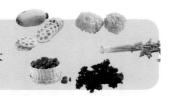

【适宜食用】

莲藕、银耳、黑木耳、芹菜、红枣。

2 月经后期

又称"经迟"，指月经周期延后7天以上，甚至延后3~5个月一行，但经期正常。属虚寒者居多，月经推迟来潮，经色淡晦，经量偏少，多畏寒喜暖。

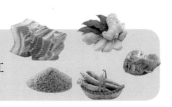

【适宜食用】

羊肉、生姜、红糖、猪肚、山药。

3 月经先后无定期

又称"经乱"，指月经周期或前或后1~2周，多由肝郁、肾虚造成，月经周期无规律，经量或多或少，经色或紫或淡，多伴肝郁、肾虚之症。

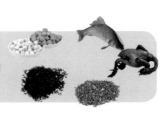

【适宜食用】

莲子、乌鸡、鲫鱼、黑米、红米。

按摩理疗法

基础操作穴为命门、八髎、气海、血海，适宜各类月经不调。月经先期加按太冲、太溪；月经后期加按足三里、归来；月经先后无定期加按肾俞、脾俞、足三里、太冲。

1【命门】

[定位] 位于腰部，当后正中线上，第二腰椎棘突下凹陷中。

[操作] 双掌相叠揉按命门5分钟，力量要由轻而重。

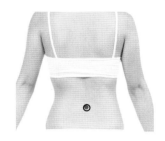
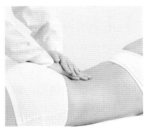

2【八髎】

[定位] 位于腰骶孔处，分别在第一、二、三、四骶后孔中。

[操作] 用手掌由轻而重地揉按八髎5分钟，以发热为度。

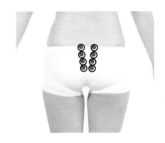
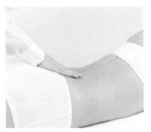

3【气海】

[定位] 位于下腹部，前正中线上，当脐中下1.5寸。

[操作] 用拇指指腹以顺时针的方向揉按气海1分钟。

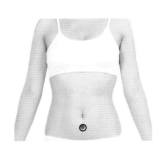
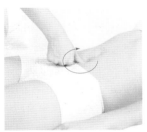

4【血海】

[定位] 屈膝，位于大腿内侧，髌底内侧端上2寸。

[操作] 用拇指指腹垂直揉按血海2分钟，有痛感为度。

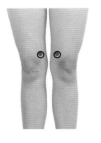
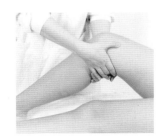

刮痧理疗法

基础操作穴为气海、肝俞、中极、三阴交，适宜血热型月经先期及肝郁型月经先后无定期。月经先期加刮合谷；月经先后无定期加刮太冲、阳陵泉。

1【气海】

[定位] 位于下腹部，前正中线上，当脐中下1.5寸。

[操作] 用刮痧板的角部自上而下刮拭气海30次，力度适中。

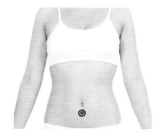
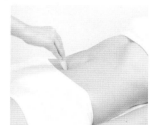

2【肝俞】

[定位] 位于背部，当第九胸椎棘突下，旁开1.5寸。

[操作] 用面刮法自上而下地刮拭肝俞30次，以出痧为度。

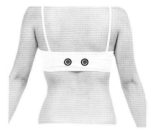
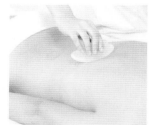

3【中极】

[定位] 位于下腹部，前正中线上，当脐中下4寸。

[操作] 用角刮法刮拭中极20~30次，力度由轻渐重。

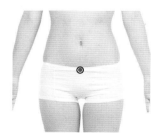
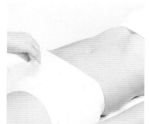

4【三阴交】

[定位] 位于小腿内侧，足内踝尖上3寸，胫骨内侧缘后方。

[操作] 用刮痧板的角部刮拭三阴交30次，刮至出痧为度。

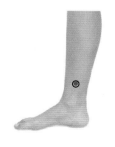
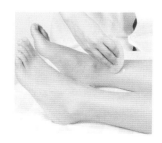

艾灸理疗法

基础操作穴为关元、气海、足三里、三阴交，适宜气虚型月经先期、虚寒型月经后期以及肾虚型月经先后无定期。月经先期加灸脾俞；月经后期加灸归来、血海；月经先后无定期加灸肾俞、八髎。

1【关元】

[定位] 位于下腹部，前正中线上，当脐中下3寸。

[操作] 点燃艾灸盒，置于关元上灸治10分钟，以温热为度。

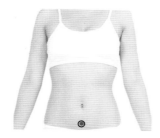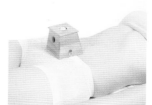

2【气海】

[定位] 位于下腹部，前正中线上，当脐中下1.5寸。

[操作] 将燃着的艾灸盒放于气海上，留置10分钟。

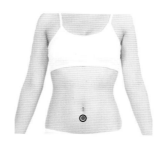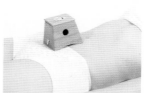

3【足三里】

[定位] 位于犊鼻下3寸，距胫骨前缘一横指（中指）。

[操作] 找到足三里，用艾条回旋灸法灸治10分钟。

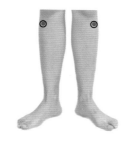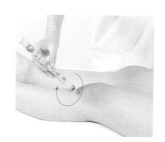

4【三阴交】

[定位] 位于小腿内侧，足内踝尖上3寸，胫骨内侧缘后方。

[操作] 用艾条温和灸法灸治三阴交5～10分钟。

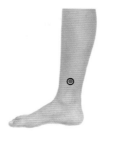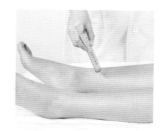

经常痛经有大问题

很多女性都害怕月经的到来，因为月经来临时痛经往往也会发作。痛经是指女性在经期时候出现的腹痛不止的情况，这种情况在女性中出现的比例还是很大的，比较常见。最主要的症状就是腹痛难忍，同时还有坐卧不宁、面色苍白、四肢厥冷等症状，腹部感觉有一股寒意；严重的不能进行正常的工作学习，需要卧床休息，甚至会导致不孕或是诱发癌症。中医将痛经分为以下几种类型：

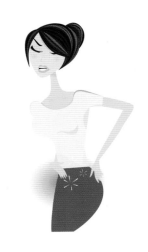

1 肾气亏损型

经期或经后小腹隐隐作痛，喜按，月经量少，色淡质稀，头晕耳鸣，腰酸腿软，小便清长，面色晦暗。

【适宜食用】
当归、巴戟天、山药、阿胶、核桃。

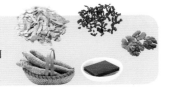

2 气血虚弱型

经期或经后小腹隐痛喜按，月经量少，色淡质稀，神疲乏力，头晕心悸，失眠多梦，面色苍白。

【适宜食用】
糯米、桂圆、红枣、红豆、蜂蜜。

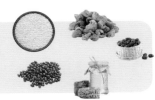

3 气滞血瘀型

经前或经期小腹胀痛拒按，胸胁、乳房胀痛，经行不畅，经色紫暗有块，块下痛减。

【适宜食用】
佛手瓜、陈皮、白萝卜、益母草、山药。

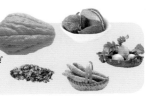

4 寒凝血瘀型

经前或经期小腹冷痛拒按，得热则痛减，经血量少，色暗有块，畏寒肢冷，面色青白。

【适宜食用】
羊肉、韭菜、生姜、花椒、红糖。

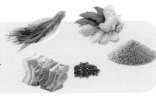

按摩理疗法

基础操作穴为气海、关元、肾俞、八髎，适宜各类痛经。肾气亏损加按太溪；气血虚弱加按脾俞；气滞血瘀加按肝俞、膈俞；寒凝血瘀加按神阙。

1【气海】

[定位] 位于下腹部，前正中线上，当脐中下1.5寸。

[操作] 将食指指腹紧贴在气海上，顺时针揉动2分钟。

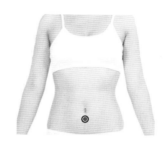 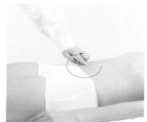

2【关元】

[定位] 位于下腹部，前正中线上，当脐中下3寸。

[操作] 将手掌紧贴在关元上，以顺时针的方向揉动2分钟。

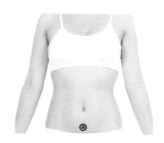 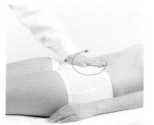

3【肾俞】

[定位] 位于腰部，当第二腰椎棘突下，旁开1.5寸。

[操作] 用手掌在肾俞上用力向下按压2分钟。

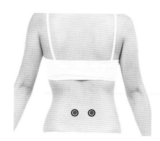 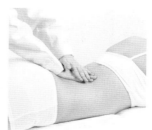

4【八髎】

[定位] 位于腰骶孔处，分别在第一、二、三、四骶后孔中。

[操作] 用手掌在八髎上来回摩擦2分钟，以透热为度。

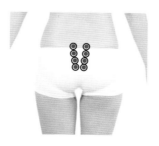 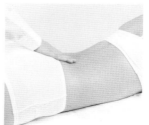

刮痧理疗法

基础操作穴为关元、足三里、三阴交、命门，适宜气滞血瘀痛经，具体操作时可加刮膈俞、太冲。

1【关元】

[定位] 位于下腹部，前正中线上，当脐中下3寸。

[操作] 用角刮法自上而下地刮拭关元30次，以出痧为度。

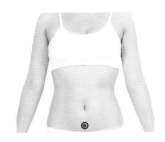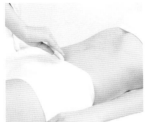

2【足三里】

[定位] 位于犊鼻下3寸，距胫骨前缘一横指（中指）。

[操作] 用刮痧板的角部边缘刮拭足三里30次。

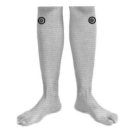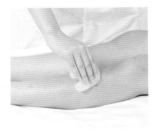

3【三阴交】

[定位] 位于小腿内侧，足内踝尖上3寸，胫骨内侧缘后方。

[操作] 用刮痧板的角部边缘刮拭三阴交30次。

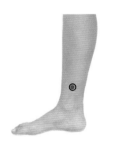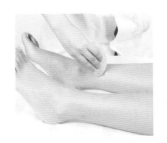

4【命门】

[定位] 位于腰部，当后正中线上，第二腰椎棘突下凹陷中。

[操作] 用刮痧板的角部刮拭命门30次，以出痧为度。

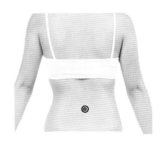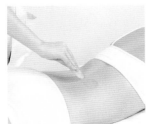

艾灸理疗法

基础操作穴为关元、三阴交、八髎、命门，适宜肾气亏损痛经、气血虚弱痛经及寒凝血瘀痛经。肾气亏损加灸肾俞；气血虚弱加灸足三里、血海；寒凝血瘀加灸气海、神阙。

1【关元】

[定位] 位于下腹部，前正中线上，当脐中下3寸。

[操作] 点燃艾灸盒，置于关元上灸治10分钟，以潮红为度。

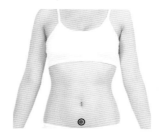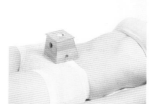

2【三阴交】

[定位] 位于小腿内侧，足内踝尖上3寸，胫骨内侧缘后方。

[操作] 用艾条温和灸法灸治三阴交10分钟。

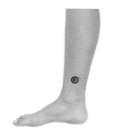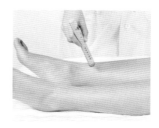

3【八髎】

[定位] 位于腰骶孔处，分别在第一、二、三、四骶后孔中。

[操作] 将燃着的艾灸盒固定在八髎上，施灸15分钟。

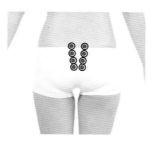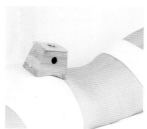

4【命门】

[定位] 位于腰部，当后正中线上，第二腰椎棘突下凹陷中。

[操作] 将燃着的艾灸盒放于命门上灸10～15分钟。

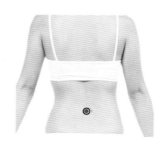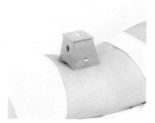

无故闭经，可要当心

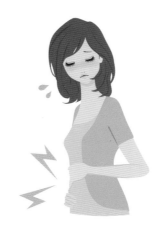

　　闭经是女性常见妇科病，指的是女性从未来过月经或者曾经来过月经又异常停止的现象，为妇科疾病的常见症状。一般情况下，此症可分为原发性和继发性两类。前者指的是年龄超过18岁但仍未月经来潮；后者则是指行经之后至正常绝经之前的这一阶段，除了妊娠、哺乳期以外，出现多于6个月的月经闭止情况。先天性异常多被归为原发性闭经，继发性闭经多因疾病所致，相较而言治疗更容易。中医将闭经主要分为以下几种类型：

1 肾阴虚型

月经初潮来迟，或月经后期量少，渐至闭经，头晕耳鸣，腰膝酸软，或手足心热，甚则潮热盗汗，心烦少寐，颧红唇赤。

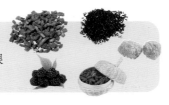

【适宜食用】
丹参、枸杞、银耳、桑葚、黑米。

2 肾阳虚型

月经初潮来迟，或月经后期量少，渐至闭经，头晕耳鸣，腰痛，畏寒肢冷，夜尿多。

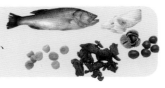

【适宜食用】
鲈鱼、干贝、墨鱼、熟地黄、板栗。

3 气滞血瘀型

月经停闭数月，小腹胀痛拒按；精神抑郁，烦躁易怒，胸胁胀满，嗳气叹息。

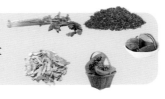

【适宜食用】
当归、红花、木瓜、芹菜、陈皮。

4 寒凝血瘀型

月经停闭数月，小腹冷痛拒按，得热则痛缓，形寒肢冷，腰痛，面色青白。

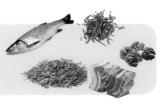

【适宜食用】
茴香、草鱼、肉桂、核桃、羊肉。

按摩理疗法

基础操作穴为关元、血海、足三里、三阴交，适宜各类闭经。肾阴虚加按太溪、照海；肾阳虚加按肾俞、命门；气滞血瘀加按肝俞、膈俞；寒凝血瘀加按气海、神阙。

1【关元】

[定位] 位于下腹部，前正中线上，当脐中下3寸。

[操作] 用食指、中指、无名指指腹在关元上按压60次。

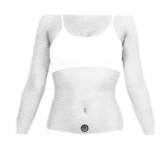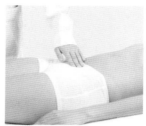

2【血海】

[定位] 屈膝，位于大腿内侧，髌底内侧端上2寸。

[操作] 用拇指指腹按揉血海5分钟，以潮红、发热为度。

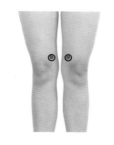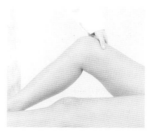

3【足三里】

[定位] 位于犊鼻下3寸，距胫骨前缘一横指（中指）。

[操作] 用拇指指腹揉按足三里5分钟，先左后右。

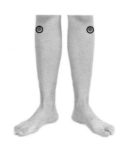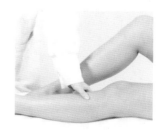

4【三阴交】

[定位] 位于小腿内侧，足内踝尖上3寸，胫骨内侧缘后方。

[操作] 用拇指指腹按压三阴交5分钟，以潮红、发热为度。

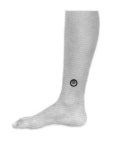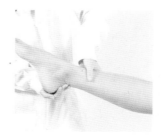

艾灸理疗法

基础操作穴为关元、归来、三阴交、肝俞，适宜肾阳虚闭经及寒凝血瘀闭经。肾阳虚加灸肾俞、志室；寒凝血瘀加灸血海、足三里。

1【关元】

[定位] 位于下腹部，前正中线上，当脐中下3寸。

[操作] 将燃着的艾灸盒放于关元上，灸治20~30分钟。

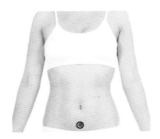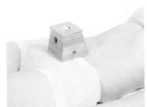

2【归来】

[定位] 位于下腹部，当脐中下4寸，距前正中线2寸。

[操作] 用艾条温和灸法灸治归来20~30分钟。

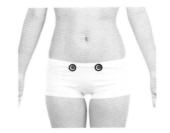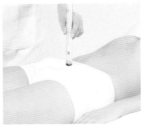

3【三阴交】

[定位] 位于小腿内侧，足内踝尖上3寸，胫骨内侧缘后方。

[操作] 用艾条温和灸法灸治三阴交10分钟。

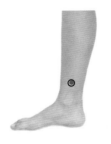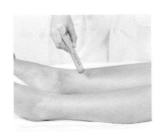

4【肝俞】

[定位] 位于背部，当第九胸椎棘突下，旁开1.5寸。

[操作] 将燃着的艾灸盒放于肝俞上，灸治15分钟。

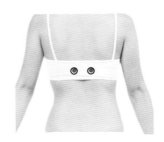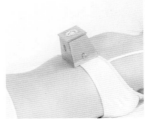

拔罐理疗法

基础操作穴为肝俞、脾俞、阴陵泉、足三里，适宜气滞血瘀闭经，具体操作时可加拔太冲、膈俞。

1【肝俞】

[定位] 位于背部，当第九胸椎棘突下，旁开1.5寸。

[操作] 将火罐扣在肝俞上，留罐10分钟后取罐。

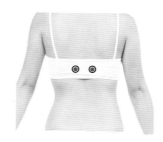
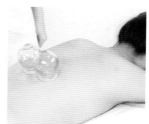

2【脾俞】

[定位] 位于背部，当第十一胸椎棘突下，旁开1.5寸。

[操作] 将火罐扣在脾俞上，留罐10分钟后取罐。

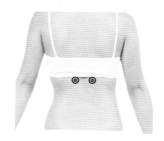
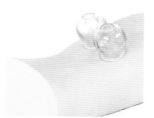

3【阴陵泉】

[定位] 位于小腿内侧，当胫骨内侧髁后下方凹陷处。

[操作] 将气罐吸附在阴陵泉上，留罐10分钟后取下。

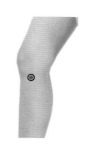
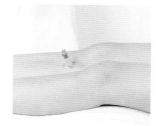

4【足三里】

[定位] 位于犊鼻下3寸，距胫骨前缘一横指（中指）。

[操作] 将气罐吸附在足三里上，留罐10分钟后取下。

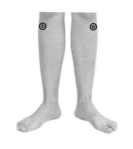
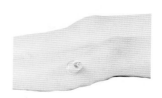

乳腺增生，乳房胀痛

乳房是女性引以为傲的形态美的一部分，然而乳房也可能会生病，乳腺增生就是其中之一。在乳腺疾病中，该症的发病率最高，尤其是对于30～50岁的女性来说更是要小心。近年来乳腺增生患者数量飙升，发病率甚至已成乳房疾病之首，患者也逐渐低龄化。一般来说，乳腺增生对女性健康的影响不大，但如果长期不愈，可能会造成乳腺良性肿瘤，甚至会造成恶性病变。中医将乳腺增生主要分为以下几类：

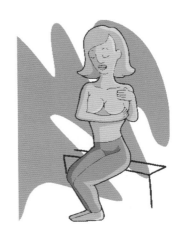

1 肝郁气滞型

忧郁寡欢，心烦易躁，两侧乳房胀痛，可扪及肿块，其肿块常随情志波动而消长，每于经前乳头、乳房胀痛更甚。

【适宜食用】
柴胡、白芍、玫瑰花、胡萝卜、山楂。

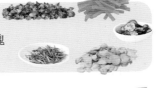

2 阴虚火旺型

形体消瘦，乳房肿块多个，胀痛且伴烧灼感，同时可见头晕耳鸣，午后潮热，虚烦不寐。

【适宜食用】
菊花、黄瓜、西红柿、竹笋、绿豆。

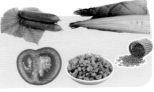

3 冲任不调型

乳房胀痛或隐痛，乳房内结块大小及疼痛等症状常于经前明显加重，经后显著减轻，常伴面色少华，腰酸膝软，精神疲惫。

【适宜食用】
杏仁、核桃、芝麻、花生、红枣。

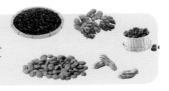

4 痰瘀凝滞型

病程较长，乳房结块经久难消，胀痛或刺痛，触之肿块质地较硬，活动度较差，平时痰多，质黏稠，烦躁易怒，失眠多梦。

【适宜食用】
梨、金橘、陈皮、柚子、马蹄。

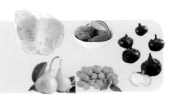

按摩理疗法

基础操作穴为肩井、膻中、期门、太冲，适宜各类乳腺增生。肝郁气滞加按肝俞、脾俞；阴虚火旺加按太溪、三阴交；冲任不调加按关元；痰瘀凝滞加按丰隆。

1【肩井】

[定位] 位于肩上，当大椎与肩峰端连线的中点上。

[操作] 用拇指和食指相对成钳形拿捏肩井，左右各30次。

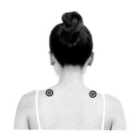 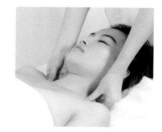

2【膻中】

[定位] 位于胸部，当前正中线上，两乳头连线的中点。

[操作] 用拇指指腹轻轻按揉膻中1～3分钟。

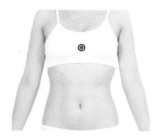 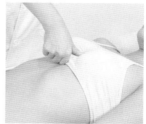

3【期门】

[定位] 位于胸部，当乳头直下，前正中线旁开4寸。

[操作] 用手掌大鱼际揉按期门1～2分钟，力度适中。

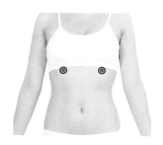 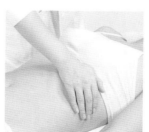

4【太冲】

[定位] 位于足背侧，当第一跖骨间隙的后方凹陷处。

[操作] 用食指指腹推按太冲1～2分钟，以潮红为度。

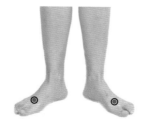 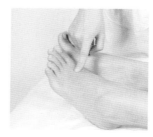

刮痧理疗法

基础操作穴为中脘、期门、阳陵泉、足三里，适宜阴虚火旺乳腺增生及痰瘀凝滞乳腺增生。阴虚火旺加刮照海；痰瘀凝滞加刮膈俞、丰隆。

1【中脘】

[定位] 位于上腹部，前正中线上，当脐中上4寸。

[操作] 用角刮法自上而下轻刮中脘30次，以出痧为度。

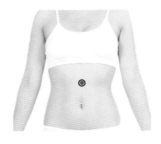
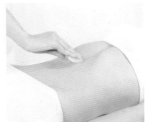

2【期门】

[定位] 位于胸部，当乳头直下，前正中线旁开4寸。

[操作] 用角刮法从内往外刮拭期门30次，力度适中。

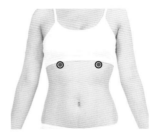
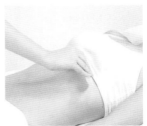

3【阳陵泉】

[定位] 位于小腿外侧，当腓骨头前下方凹陷处。

[操作] 用面刮法自上而下刮拭阳陵泉1~3分钟。

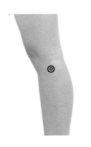
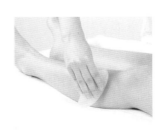

4【足三里】

[定位] 位于犊鼻下3寸，距胫骨前缘一横指（中指）。

[操作] 用面刮法自上而下刮拭足三里1~3分钟。

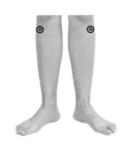
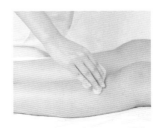

艾灸理疗法

基础操作穴为阿是穴、天突、肩井、三阴交，适宜肝郁气滞乳腺增生及冲任不调乳腺增生；肝郁气滞加灸期门、太冲；冲任不调加灸神阙、关元。

1【阿是穴】

[定位] 无固定名称与位置，以压痛或缓解点为腧穴。

[操作] 找到阿是穴，用艾条温和灸法灸治10分钟。

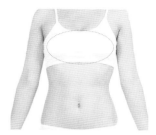
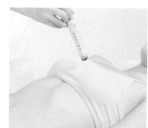

2【天突】

[定位] 位于颈部，当前正中线上，胸骨上窝中央。

[操作] 找到天突，用艾条温和灸法灸治10分钟。

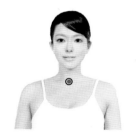
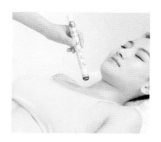

3【肩井】

[定位] 位于肩上，当大椎与肩峰端连线的中点上。

[操作] 用艾条温和灸法灸治肩井10分钟，以潮红为度。

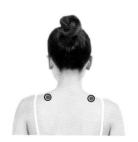
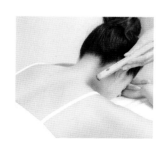

4【三阴交】

[定位] 位于小腿内侧，足内踝尖上3寸，胫骨内侧缘后方。

[操作] 用艾条温和灸法灸治三阴交10分钟。

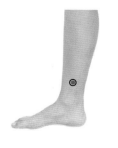
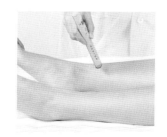

别让崩漏吓得你花容失色

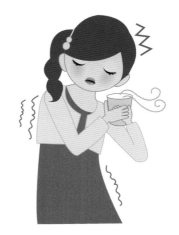

妇女不在行经期间阴道突然大量出血，或淋漓下血不断者，称为"崩漏"，前者称为"崩中"，后者称为"漏下"。若经期延长达2周以上者，称为"经崩"或"经漏"。一般突然出血，来势急，血量多的叫崩；淋漓下血，来势缓，血量少的叫漏，如血崩日久，气血耗伤，可变成漏，久漏不止，病势日进，也能成崩，所以临床上常以"崩漏"并称，相当于西医学无排卵型功能失调性子宫出血病。本病缠绵难愈，主要分为以下几种类型：

1 肾阴虚型

经血非时而下，出血量少或多，淋漓不断，血色鲜红，质稠，头晕耳鸣，腰酸膝软，手足心热，颧赤唇红。

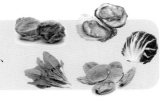

【适宜食用】

生蚝、蛤蜊、生菜、菠菜、紫包菜。

2 肾阳虚型

经血非时而下，出血量多，淋漓不尽，色淡质稀，腰痛如折，畏寒肢冷，小便清长，便溏。

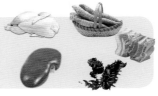

【适宜食用】

山药、鸡肉、羊肉、海参、猪腰。

3 脾虚型

经血非时而下，量多如崩，或淋漓不断，色淡质稀，神疲体倦，气短懒言，不思饮食，四肢不温，或面浮肢肿，面色淡黄。

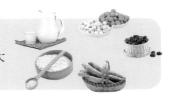

【适宜食用】

山药、红枣、大米、莲子、牛奶。

4 血热型

经血非时而下，量多如崩，或淋漓不断，血色深红，质稠，心烦少寐，渴喜冷饮，头晕面赤。

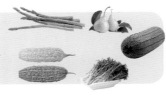

【适宜食用】

梨、苦瓜、丝瓜、鲜芦笋、苦菊。

按摩理疗法

基础操作穴为气海、关元、曲池、合谷，适宜各类崩漏。肾阴虚加按三阴交、照海；肾阳虚加按命门；脾虚加按足三里；血热加按阴陵泉。

1【气海】

[定位] 位于下腹部，前正中线上，当脐中下1.5寸。

[操作] 用食指、中指、无名指指腹揉按气海3分钟。

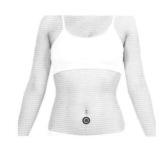
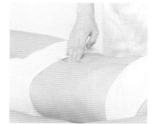

2【关元】

[定位] 位于下腹部，前正中线上，当脐中下3寸。

[操作] 将大鱼际放在关元上，顺时针揉按3分钟。

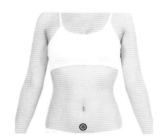
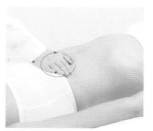

3【曲池】

[定位] 位于肘横纹外侧端，尺泽与肱骨外上髁连线的中点。

[操作] 将大拇指指腹放在曲池上，按揉1～3分钟。

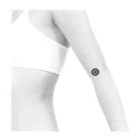
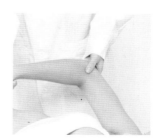

4【合谷】

[定位] 位于第一、二掌骨间，当第二掌骨桡侧的中点处。

[操作] 用拇指和食指分别掐左右合谷5～7次。

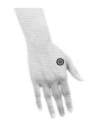
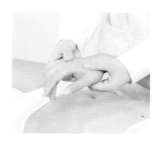

刮痧理疗法

基础操作穴为曲池、血海、三阴交、肾俞，适宜肾阴虚崩漏及血热崩漏。肾阴虚加刮太溪；血热加刮膈俞。

1【曲池】

[定位] 位于肘横纹外侧端，尺泽与肱骨外上髁连线的中点。

[操作] 以刮痧板的厚边棱角边侧着力于曲池，刮拭30次。

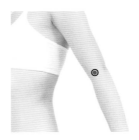
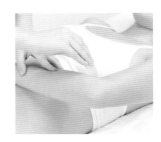

2【血海】

[定位] 屈膝，位于大腿内侧，髌底内侧端上2寸。

[操作] 以刮痧板的厚棱面侧为着力点，刮拭血海30次。

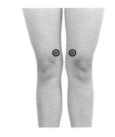
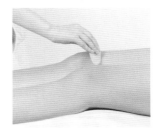

3【三阴交】

[定位] 位于小腿内侧，足内踝尖上3寸，胫骨内侧缘后方。

[操作] 以刮痧板的面侧为着力点，刮拭三阴交30次。

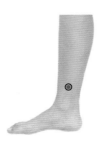
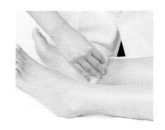

4【肾俞】

[定位] 位于腰部，当第二腰椎棘突下，旁开1.5寸。

[操作] 用面刮法刮拭肾俞30次，力度适中，以出痧为度。

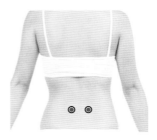
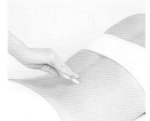

艾灸理疗法

基础操作穴为百会、气海、关元、血海，适宜肾阳虚崩漏及脾虚崩漏。肾阳虚加灸肾俞、命门；脾虚加灸足三里、脾俞。

1【百会】

[定位] 位于前发际正中直上5寸，两耳尖连线的中点处。

[操作] 找到百会，用艾条雀啄灸法灸治10分钟。

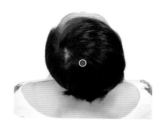
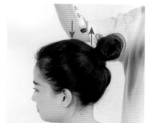

2【气海】

[定位] 位于下腹部，前正中线上，当脐中下1.5寸。

[操作] 将燃着的艾灸盒固定于气海上，施灸10～15分钟。

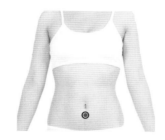
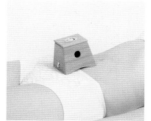

3【关元】

[定位] 位于下腹部，前正中线上，当脐中下3寸。

[操作] 将燃着的艾灸盒固定于关元上，施灸10～15分钟。

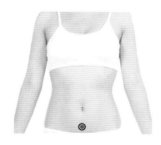
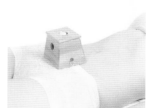

4【血海】

[定位] 屈膝，位于大腿内侧，髌底内侧端上2寸。

[操作] 找到血海，用艾条温和灸法灸治10分钟。

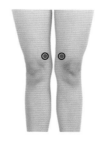
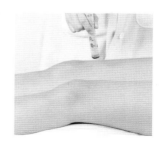

别把白带异常不当回事

子宫颈、子宫内膜和腺体都能不断地向外分泌黏液，阴道壁同时也向外分泌黏液，加上阴道上皮细胞在雌激素的作用下周期性脱落，脱落的上皮细胞和分泌的黏液混合，就成了绵绵不断的白带。生理性白带为白色稀糊状液体，透明或白色，一般无味。当白带的色、质、量等方面发生异常改变时，称为白带异常。白带异常是女性生殖系统炎症、肿瘤的主要病征之一，且不同的疾病会引起不同的白带异常表现。中医将本病主要分为以下几类：

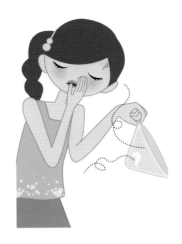

1 脾阳虚型

带下量多，色白或淡黄，质稀薄，无臭气，绵绵不断，神疲倦怠，四肢不温，纳少便溏，两足跗肿，面色苍白。

【适宜食用】
猪肚、牛奶、鸡肉、黄牛肉、虾。

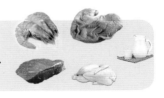

2 肾阳虚型

带下量多，色白清冷，稀薄如水，淋漓不断，头晕耳鸣，腰痛如折，畏寒肢冷，小腹冷。

【适宜食用】
泥鳅、胡萝卜、黑木耳、韭菜、茄子。

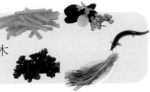

3 阴虚挟湿型

带下量不甚多，色黄或赤白相兼，质稠或有臭气，阴部干涩不适，或有灼热感，腰膝酸软，头晕耳鸣，颧赤唇红，五心烦热。

【适宜食用】
薏米、银耳、百合、乌鸡、芹菜。

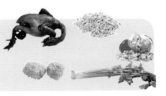

4 湿热下注型

带下量多，色黄，黏稠，有臭气，或伴阴部瘙痒，胸闷心烦，口苦咽干，纳食较差，小腹或少腹作痛，小便短赤。

【适宜食用】
冬瓜、苦瓜、西瓜、梨、黄瓜。

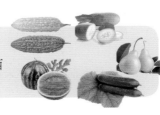

按摩理疗法

基础操作穴为百会、气海、关元、天枢，适宜各类白带异常。脾阳虚加按脾俞；肾阳虚加按肾俞、腰阳关；阴虚挟湿加按肝俞、八髎；湿热下注加按中极。

1【百会】

[定位] 位于前发际正中直上5寸，或两耳尖连线的中点处。

[操作] 用食指指腹以顺时针的方向按揉百会半分钟。

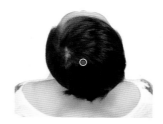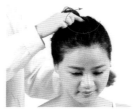

2【气海】

[定位] 位于下腹部，前正中线上，当脐中下1.5寸。

[操作] 用拇指指腹揉按气海，顺、逆时针各揉按1分钟。

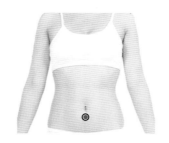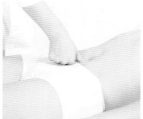

3【关元】

[定位] 位于下腹部，前正中线上，当脐中下3寸。

[操作] 用拇指指腹揉按关元，顺、逆时针各揉按1分钟。

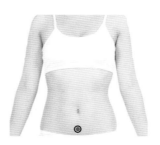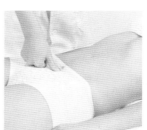

4【天枢】

[定位] 位于腹中部，距脐中2寸处。

[操作] 用拇指指腹揉按天枢1分钟，以潮红、发热为度。

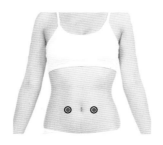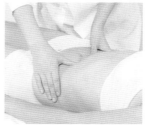

艾灸理疗法

基础操作穴为带脉、神阙、气海、足三里，适宜脾阳虚白带异常及肾阳虚白带异常。脾阳虚加灸脾俞；肾阳虚加灸肾俞。

1 【带脉】

[定位] 位于第十一肋游离端下方垂线与脐水平线的交点上。

[操作] 找到带脉，用艾条温和灸法灸治10分钟。

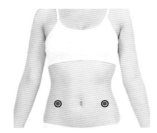
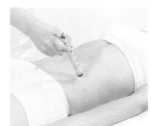

2 【神阙】

[定位] 位于腹中部，脐中央。

[操作] 取燃着的艾灸盒，放于神阙上，灸治10～15分钟，以局部透热为度。

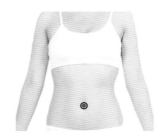
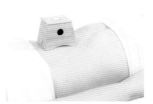

3 【气海】

[定位] 位于下腹部，前正中线上，当脐中下1.5寸。

[操作] 将艾灸盒点燃，置于气海上灸治10～15分钟。

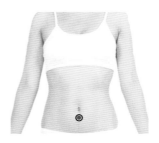
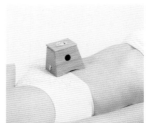

4 【足三里】

[定位] 位于犊鼻下3寸，距胫骨前缘一横指（中指）。

[操作] 找到足三里，用艾条温和灸法灸治10～15分钟。

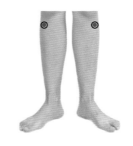
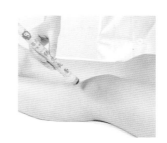

拔罐理疗法

基础操作穴为肾俞、腰阳关、十七椎、三阴交，适宜阴虚挟湿白带异常及湿热下注白带异常。阴虚挟湿加拔阴陵泉；湿热下注加拔八髎、曲池。

1【肾俞】

[定位] 位于腰部，当第二腰椎棘突下，旁开1.5寸。

[操作] 将火罐扣在肾俞上，留罐10分钟后取下。

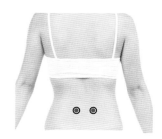
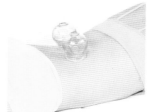

2【腰阳关】

[定位] 位于腰部，当后正中线上，第四腰椎棘突下凹陷中。

[操作] 将火罐扣在腰阳关上，留罐10分钟后取下。

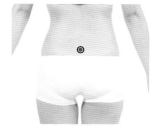
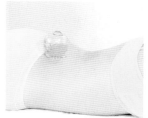

3【十七椎】

[定位] 位于腰部，当后正中线上，第五腰椎棘突下。

[操作] 将火罐扣在十七椎上，留罐10分钟后取下。

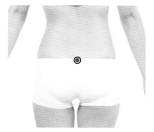
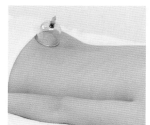

4【三阴交】

[定位] 位于小腿内侧，足内踝尖上3寸，胫骨内侧缘后方。

[操作] 将气罐吸附在三阴交上，留罐10分钟后取下。

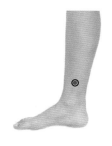
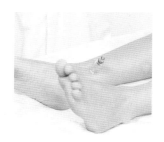

子宫脱垂带来的腰腹坠胀

子宫脱垂是指子宫从正常位置沿阴道下降，宫颈外口达坐骨棘水平以下，甚至子宫全部脱出于阴道口以外。子宫脱垂的患者会有腹部下坠、腰酸等不适感，走路及下蹲时更明显。轻度脱垂者阴道内脱出物在平卧休息后能自行还纳，严重时脱出物不能还纳，影响行动。子宫颈因长期暴露在外而发生黏膜表面增厚、角化或发生糜烂、溃疡。患者白带增多，并有时呈脓样或带血，有的发生月经紊乱，经血过多。中医将本病主要分为以下几类：

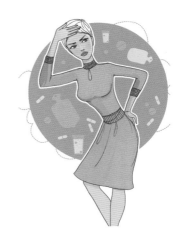

1 气血亏虚型

子宫下移，或脱出阴道口外，劳则加剧，小腹下坠，神倦乏力，少气懒言，小便频数，或带下量多，色白质稀，面色少华。

【适宜食用】
黄芪、红枣、桂圆、葡萄、苹果。

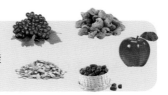

2 肾气亏虚型

子宫下移，或脱出阴道口外，小腹下坠，白带异常，小便频数，腰部酸痛，下肢酸软无力，头晕，耳鸣，大便溏薄。

【适宜食用】
桑葚、芥蓝、茄子、黑豆、黑芝麻。

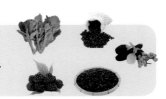

3 邪毒感染型

子宫位置下垂，或脱出阴道口外，甚者连同阴道壁或膀胱直肠一并膨出，局部有红肿溃烂，黄水淋漓，阴门肿痛，小便赤数。

【适宜食用】
扁豆、苦菊、芹菜、小麦、绿豆。

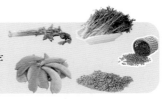

按摩理疗法

基础操作穴为百会、中极、提托、子宫，适宜各类子宫脱垂。气血亏虚加按足三里；肾气亏虚加按肾俞；邪毒感染加按曲池。

1【百会】

[定位] 位于前发际正中直上5寸，或两耳尖连线的中点处。

[操作] 用拇指指腹按揉百会，顺、逆时针各70次。

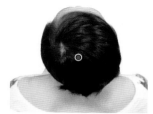 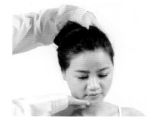

2【中极】

[定位] 位于下腹部，前正中线上，当脐中下4寸。

[操作] 用拇指与四指相对，揉捏中极10次。

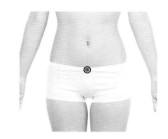 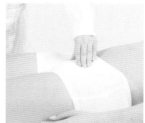

3【提托】

[定位] 位于下腹部，当脐下3寸，前正中线旁开4寸。

[操作] 用拇指指腹在提托上用力向下按压3分钟。

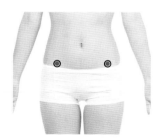 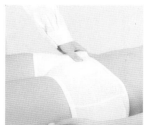

4【子宫】

[定位] 位于下腹部，当脐下4寸，中极旁开3寸。

[操作] 用拇指指腹按压子宫3分钟，力量由轻而重。

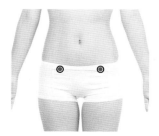 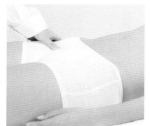

刮痧理疗法

基础操作穴为百会、气海、关元、三阴交，适宜邪毒感染子宫脱垂，具体操作时宜加刮合谷、内庭。

1【百会】

[定位] 位于前发际正中直上5寸，或两耳尖连线的中点处。

[操作] 用刮痧板的厚边棱角面侧着力于百会，刮拭30次。

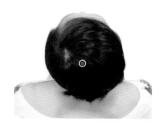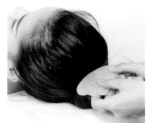

2【气海】

[定位] 位于下腹部，前正中线上，当脐中下1.5寸。

[操作] 用角刮法刮拭气海20～30次，由轻渐重。

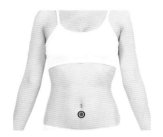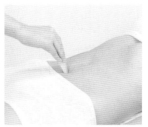

3【关元】

[定位] 位于下腹部，前正中线上，当脐中下3寸。

[操作] 用角刮法刮拭关元20～30次，由轻渐重。

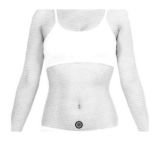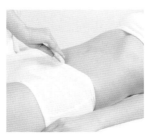

4【三阴交】

[定位] 位于小腿内侧，足内踝尖上3寸，胫骨内侧缘后方。

[操作] 用面刮法从上往下刮拭三阴交20～30次。

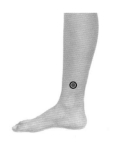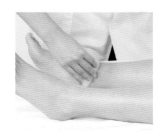

艾灸理疗法

基础操作穴为带脉、中脘、神阙、阴交，适宜气血亏虚子宫脱垂及肾气亏虚子宫脱垂。气血亏虚加灸脾俞；肾气亏虚加灸关元、气海。

1【带脉】

[定位] 位于第十一肋游离端下方垂线与脐水平线的交点上。

[操作] 找到带脉，用艾条温和灸法灸治10分钟。

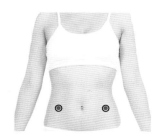
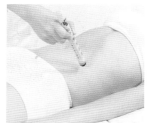

2【中脘】

[定位] 位于上腹部，前正中线上，当脐中上4寸。

[操作] 将燃着的艾灸盒放于中脘上，灸治10~15分钟。

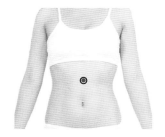
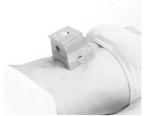

3【神阙】

[定位] 位于腹中部，脐中央。

[操作] 将燃着的艾灸盒放于神阙上，灸治10~15分钟，以局部透热为度。

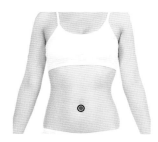
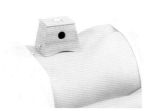

4【阴交】

[定位] 位于下腹部，前正中线上，当脐中下1寸。

[操作] 用艾条温和灸法灸治阴交10~15分钟。

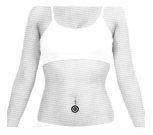
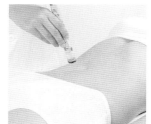

盆腔炎，小心拖成慢性病

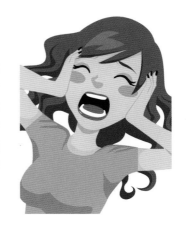

慢性盆腔炎是指女性内生殖器及其周围结缔组织、盆腔腹膜的慢性炎症。常为急性盆腔炎未彻底治疗，在患者体质较差的情况下，急性盆腔炎的病程可反复发作，造成慢性盆腔炎。慢性盆腔炎较顽固，可导致月经紊乱、白带增多、腰腹疼痛及不孕等。本病在古医籍中无相应病名记载，因其主要症状多为反复下腹疼痛，腰骶酸痛，白带增多，或伴月经失调，或伴不孕，故多归属于"带下""月经病"等范畴，主要分为以下几种类型：

1 湿热瘀结型

少腹部隐痛，或疼痛拒按，痛连腰骶，低热起伏，经行或劳累时加重，带下量多，色黄，质黏稠，胸闷纳呆，口干不欲饮。

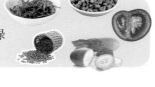

【适宜食用】

金银花、冬瓜、绿豆、西红柿、菊花。

2 气滞血瘀型

少腹部胀痛或刺痛，经行腰腹疼痛加重，经量多，有血块，块出痛减，带下量多，婚后不生孕。

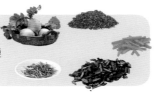

【适宜食用】

白萝卜、胡萝卜、柴胡、红花、香附。

3 寒湿凝滞型

小腹冷痛，或坠胀疼痛，经行腹痛加重，喜热恶寒，得热痛减，月经错后，经量少，色暗，带下淋漓，神疲乏力，腰骶冷痛。

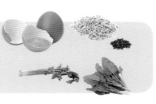

【适宜食用】

薏米、芹菜、花椒、鸡蛋、菠菜。

4 气虚血瘀型

下腹部疼痛结块，缠绵日久，痛连腰骶，经行加重，经有血块，带下量多，精神不振，疲乏无力，食少纳呆。

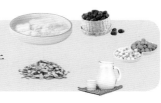

【适宜食用】

黄芪、红枣、牛奶、豆腐、莲子。

按摩理疗法

基础操作穴为脾俞、肾俞、关元、三阴交，适宜各类慢性盆腔炎。湿热瘀结加按曲池、复溜；气滞血瘀加按肝俞、膈俞；寒湿凝滞加按天枢、关元；气虚血瘀加按足三里、八髎。

1【脾俞】

[定位] 位于背部，当第十一胸椎棘突下，旁开1.5寸。

[操作] 将食指指腹放在脾俞上，揉按1分钟。

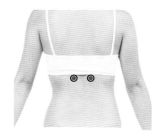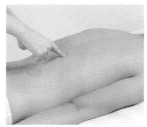

2【肾俞】

[定位] 位于腰部，当第二腰椎棘突下，旁开1.5寸。

[操作] 将拇指指腹放在肾俞上，揉按1分钟。

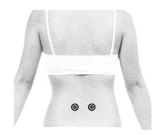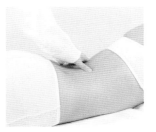

3【关元】

[定位] 位于下腹部，前正中线上，当脐中下3寸。

[操作] 将拇指指腹放在关元上，适当用力揉按1分钟。

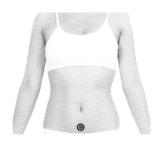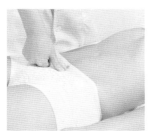

4【三阴交】

[定位] 位于小腿内侧，足内踝尖上3寸，胫骨内侧缘后方。

[操作] 将拇指指腹放在三阴交上，适当用力揉按1分钟。

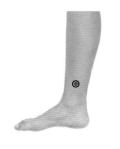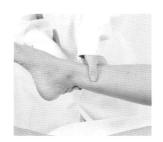

刮痧理疗法

基础操作穴为腰阳关、天枢、关元、三阴交，适宜湿热瘀结慢性盆腔炎及气滞血瘀慢性盆腔炎。湿热瘀结加刮合谷、曲池；气滞血瘀加刮太冲、肝俞。

1【腰阳关】

[定位] 位于腰部，当后正中线上，第四腰椎棘突下凹陷中。

[操作] 以刮痧板的厚棱角面侧为着力点，重刮腰阳关30次。

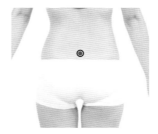
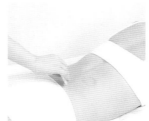

2【天枢】

[定位] 位于腹中部，距脐中2寸处。

[操作] 以刮痧板的厚棱角面侧为着力点，刮拭天枢30次。

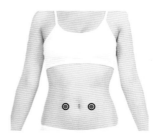
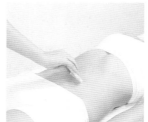

3【关元】

[定位] 位于下腹部，前正中线上，当脐中下3寸。

[操作] 以刮痧板的厚棱角面侧为着力点，刮拭关元30次。

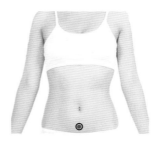
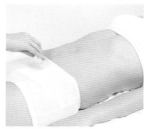

4【三阴交】

[定位] 位于小腿内侧，足内踝尖上3寸，胫骨内侧缘后方。

[操作] 以刮痧板的厚边棱角边侧着力于三阴交，刮拭30次。

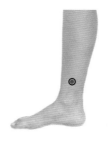
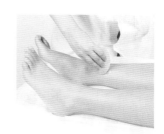

拔罐理疗法

基础操作穴为肾俞、腰阳关、关元俞、气海，适宜寒湿凝滞慢性盆腔炎及湿热瘀结慢性盆腔炎。寒湿凝滞加拔关元、命门；湿热瘀结加拔阴陵泉、三阴交。

1【肾俞】

[定位] 位于腰部，当第二腰椎棘突下，旁开1.5寸。

[操作] 将火罐扣在肾俞上，留罐10分钟后取下。

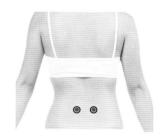 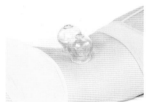

2【腰阳关】

[定位] 位于腰部，当后正中线上，第四腰椎棘突下凹陷中。

[操作] 将火罐扣在腰阳关上，留罐10分钟后取下。

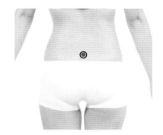 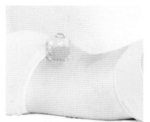

3【关元俞】

[定位] 位于腰部，当第五腰椎棘突下，旁开1.5寸。

[操作] 将火罐扣在关元俞上，留罐10分钟后取下。

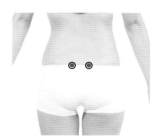 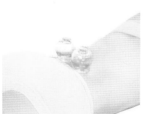

4【气海】

[定位] 位于下腹部，前正中线上，当脐中下1.5寸。

[操作] 将火罐扣在气海上，留罐10分钟后取下。

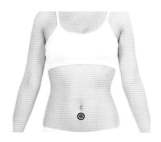 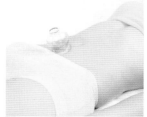

阴道炎，有苦难言

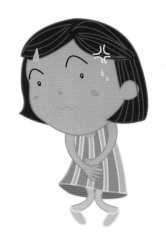

正常健康妇女阴道由于解剖组织的特点对病原体的侵入有自然防御功能，当阴道的自然防御功能受到破坏时，病原体易于侵入，导致阴道炎症。阴道炎是一种常见的妇科疾病，是阴道黏膜及黏膜下结缔组织的炎症，各个年龄阶段都可以罹患。临床上以白带的性状发生改变以及外阴瘙痒灼痛为主要特点，感染累及尿道时，可有尿痛、尿急。应根据阴部瘙痒的情况，带下的量、色、质、气味以及全身症状进行辨证，主要分为以下几种类型：

1 肝肾阴虚型

阴部干涩，奇痒难忍，或阴部皮肤变白，增厚或萎缩，皲裂破溃，五心烦热，头晕目眩，时有烘热汗出，腰酸腿软。

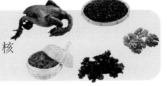

【适宜食用】
黑木耳、黑芝麻、核桃、枸杞、乌鸡。

2 肝经湿热型

阴部瘙痒灼痛，带下量多，色黄如脓，黏稠臭秽，头晕目眩，口苦咽干，心烦不宁，大便秘结，小便赤热。

【适宜食用】
豆腐、菊花、金银花、黄芩、黄瓜。

3 湿虫滋生型

阴部瘙痒，如虫行状，甚则奇痒难忍，灼热疼痛，带下量多，色黄呈泡沫状，或色白如豆渣状，臭秽，心烦少寐，胸闷呃逆，口苦咽干，小便黄赤。

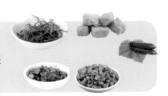

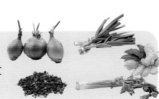

【适宜食用】
花椒、洋葱、大蒜、芹菜、生姜。

按摩理疗法

基础操作穴为中极、冲门、血海、阴陵泉，适宜各类阴道炎。肝肾阴虚加按三阴交；肝经湿热加按阳陵泉；湿虫滋生加按脾俞。

1【中极】

[定位] 位于下腹部，前正中线上，当脐中下4寸。

[操作] 用拇指指腹揉按中极2分钟，以局部有酸胀感为度。

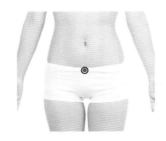
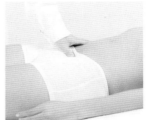

2【冲门】

[定位] 位于腹股沟外侧，距耻骨联合上缘中点3.5寸。

[操作] 用拇指指腹揉按冲门2分钟，以局部皮肤发热为度。

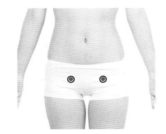
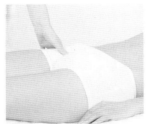

3【血海】

[定位] 屈膝，位于大腿内侧，髌底内侧端上2寸。

[操作] 用拇指指腹揉按血海1分钟，以局部皮肤发热为度。

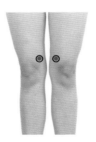
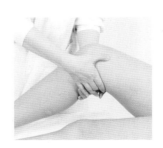

4【阴陵泉】

[定位] 位于小腿内侧，当胫骨内侧髁后下方凹陷处。

[操作] 用拇指指腹揉按阴陵泉1分钟，以有酸胀感为度。

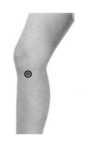
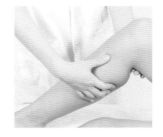

刮痧理疗法

基础操作穴为中极、蠡沟、太冲、三阴交，适宜肝经湿热阴道炎及湿虫滋生阴道炎。肝经湿热加刮肝俞、曲池；湿虫滋生加刮合谷、天枢。

1【中极】

[定位] 位于下腹部，前正中线上，当脐中下4寸。

[操作] **用角刮法刮拭中极30次，力度适中，以出痧为度。**

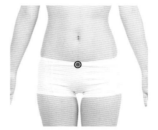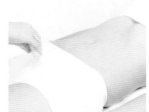

2【蠡沟】

[定位] 位于足内踝尖上5寸，胫骨内侧面的中央。

[操作] **用面刮法刮拭蠡沟30次，力度适中，以出痧为度。**

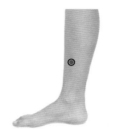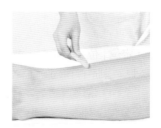

3【太冲】

[定位] 位于足背侧，当第一跖骨间隙的后方凹陷处。

[操作] **用角刮法刮拭太冲30次，力度适中，以出痧为度。**

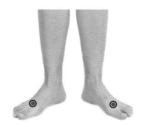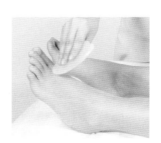

4【三阴交】

[定位] 位于小腿内侧，足内踝尖上3寸，胫骨内侧缘后方。

[操作] **用面刮法刮拭三阴交30次，以出痧为度。**

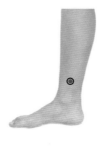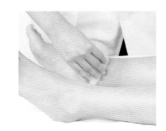

艾灸理疗法

基础操作穴为气海、关元、中极、行间，适宜肝肾阴虚阴道炎，具体操作时宜加灸肝俞、肾俞、三阴交。

1【气海】

[定位] 位于下腹部，前正中线上，当脐中下1.5寸。

[操作] 将燃着的艾灸盒放于气海上，灸治10~15分钟。

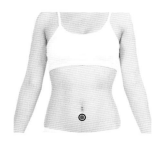
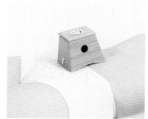

2【关元】

[定位] 位于下腹部，前正中线上，当脐中下3寸。

[操作] 将燃着的艾灸盒放于关元上，灸治10~15分钟。

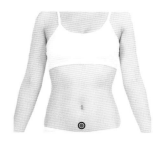
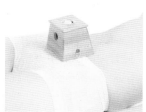

3【中极】

[定位] 位于下腹部，前正中线上，当脐中下4寸。

[操作] 将燃着的艾灸盒放于中极上，灸治10~15分钟。

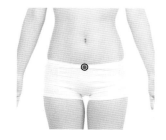
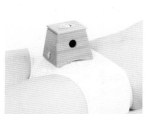

4【行间】

[定位] 位于第一、二趾间，趾蹼缘的后方赤白肉际处。

[操作] 找到行间，用艾条回旋灸法灸治10~15分钟。

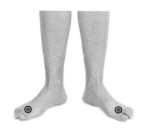
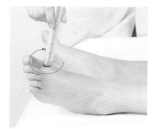

中医教你调理不孕症

不孕症是指夫妇同居而未避孕，经过较长时间不怀孕者，多由于流产、妇科疾病、压力大和减肥等引起。

不孕症给想要宝宝的夫妻带来极大的烦恼，在临床上分原发性不孕和继发性不孕两种。同居3年以上未受孕者，称原发性不孕；婚后曾有过妊娠，相距3年以上未受孕者，称继发性不孕。古称前者为"全不产"，后者为"断绪"，中医主要将本病分为以下几种类型：

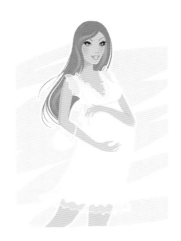

1 肾阳亏虚型

婚久不孕，月经后期，量少色淡，甚则闭经，平时白带量多，腰痛如折，腹冷肢寒，性欲淡漠，小便频数，面色晦暗。

【适宜食用】

山药、韭菜、黑芝麻、黑豆、枸杞。

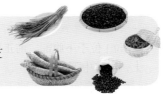

2 肝气郁结型

多年不孕，月经延期，量多少不定，经前乳房胀痛，胸胁不舒，小腹胀痛，精神抑郁。

【适宜食用】

胡萝卜、玫瑰花、蜂蜜、山楂、百合。

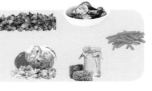

3 痰湿阻滞型

婚久不孕，形体肥胖，经行延后，甚或闭经，带下量多，色白质黏无臭，头晕心悸，胸闷泛恶，面色苍白。

【适宜食用】

白萝卜、扁豆、包菜、蚕豆、洋葱。

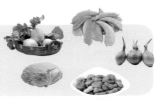

4 瘀血阻络型

多年不孕，月经后期，量少或多，色紫黑，有血块，经行不畅，甚或漏下不止，少腹疼痛拒按，经前痛剧。

【适宜食用】

茴香、当归、葡萄、香菇、空心菜。

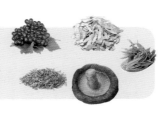

按摩理疗法

基础操作穴为神阙、气海、关元、子宫，适宜各类不孕症。肾阳亏虚加按肾俞、命门；肝气郁结加按肝俞、太冲；痰湿阻滞加按丰隆、复溜；瘀血阻络加按膈俞。

1【神阙】

[定位] 位于腹中部，脐中央。

[操作] 用手掌在神阙上用力向下按压1分钟，有一定压迫感后，再慢慢放松。

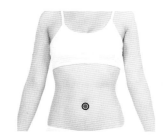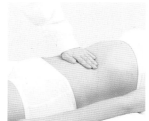

2【气海】

[定位] 位于下腹部，前正中线上，当脐中下1.5寸。

[操作] 将拇指指腹放于气海上，顺时针揉按1分钟。

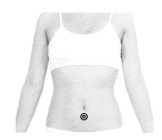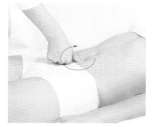

3【关元】

[定位] 位于下腹部，前正中线上，当脐中下3寸。

[操作] 将拇指指腹放于关元上，顺时针揉按1分钟。

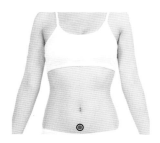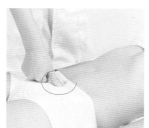

4【子宫】

[定位] 位于下腹部，当脐中下4寸，中极旁开3寸。

[操作] 用拇指指腹用力向下压按子宫2分钟。

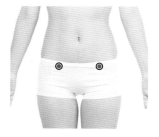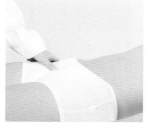

刮痧理疗法

基础操作穴为关元、子宫、地机、三阴交，适宜痰湿阻滞不孕症及瘀血阻络不孕症。痰湿阻滞加刮脾俞、丰隆；瘀血阻络加刮血海。

1【关元】

[定位] 位于下腹部，前正中线上，当脐中下3寸。

[操作] 用角刮法刮拭关元，顺时针旋动刮痧板20次。

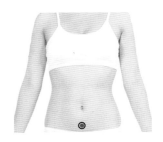 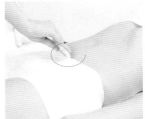

2【子宫】

[定位] 位于下腹部，当脐中下4寸，中极旁开3寸。

[操作] 用角刮法以顺时针的方向旋转刮拭子宫20次。

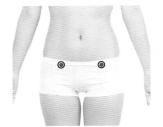 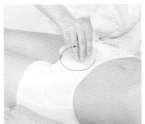

3【地机】

[定位] 位于内踝尖与阴陵泉的连线上，阴陵泉下3寸。

[操作] 用面刮法从上至下刮拭地机20～30次。

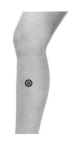 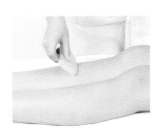

4【三阴交】

[定位] 位于小腿内侧，足内踝尖上3寸，胫骨内侧缘后方。

[操作] 用面刮法从上至下刮拭三阴交20～30次。

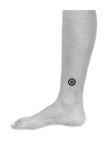 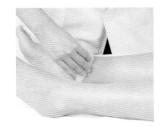

艾灸理疗法

基础操作穴为神阙、关元、足三里、三阴交，适宜肾阳亏虚不孕症及肝气郁结不孕症。肾阳亏虚加灸志室、命门；肝气郁结加灸太冲。

1【神阙】

[定位] 位于腹中部，脐中央。

[操作] 将燃着的艾灸盒放于神阙上，灸治10～15分钟，以局部透热为度。

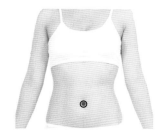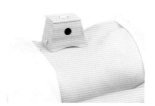

2【关元】

[定位] 位于下腹部，前正中线上，当脐中下3寸。

[操作] 将燃着的艾灸盒放于关元上，灸治10～15分钟。

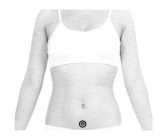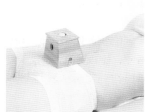

3【足三里】

[定位] 位于犊鼻下3寸，距胫骨前缘一横指（中指）。

[操作] 找到足三里，用艾条回旋灸法灸治10～15分钟。

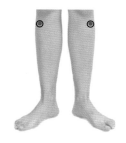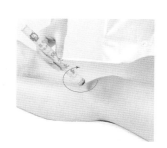

4【三阴交】

[定位] 位于小腿内侧，足内踝尖上3寸，胫骨内侧缘后方。

[操作] 找到三阴交，用艾条回旋灸法灸治10～15分钟。

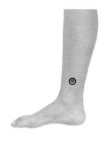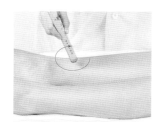

正在"年轻化"的卵巢早衰

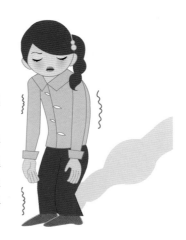

健康妇女的平均自然卵巢功能减退年龄为50～52岁，而少部分女性因为种种原因导致这个年龄提前，出现卵巢早衰现象。

卵巢早衰是指40岁之前就出现卵巢功能衰退现象，甚至很多30岁左右的女性就开始出现卵巢早衰的情况，引起一系列的妇科疾患，比如闭经、痛经、乳房萎缩下垂、生殖器官炎症、子宫下垂等，严重者可能导致不孕。中医将本病分为以下几种类型：

1 阴虚火旺型

忽然停经，烘热汗出，潮热面红，五心烦热，头晕耳鸣，腰膝酸软，或足后跟疼，尿赤便干，阴部干涩。

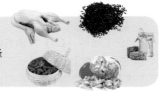

【适宜食用】

枸杞、百合、蜂蜜、黑米、鸭肉。

2 肾虚肝郁型

经水早断，腰膝酸软，头晕耳鸣，闷闷不乐，胸闷叹息，多愁易怒，失眠多梦，胁腹胀痛，性功能减退，或子宫、卵巢偏小。

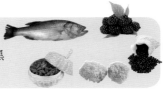

【适宜食用】

桑葚、枸杞、黑豆、银耳、鲈鱼。

3 肾阳亏虚型

肢冷，头晕耳鸣，腰脊冷痛，性欲淡漠，尿频或夜尿，或五更泄泻，或面浮肢肿，白带无或极少，子宫或卵巢缩小。

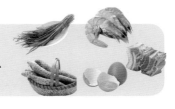

【适宜食用】

山药、虾、韭菜、鸡蛋、羊肉。

4 阴阳俱虚型

肾阳虚、肾阴虚错杂并见，时而畏寒肢冷、浮肿便溏，时而烘热汗出、头晕耳鸣。

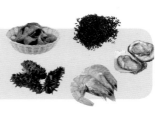

【适宜食用】

海带、海参、虾、黑米、生蚝。

按摩理疗法

基础操作穴为气海、血海、三阴交、照海，适宜各类卵巢早衰。阴虚火旺加按太溪；肾虚肝郁加按肝俞、肾俞；肾阳亏虚加按命门；阴阳俱虚加按关元、百会。

1【气海】

[定位] 位于下腹部，前正中线上，当脐中下1.5寸。

[操作] 用食指、中指、无名指指腹揉按气海2分钟。

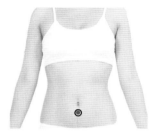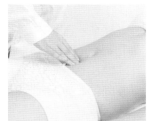

2【血海】

[定位] 屈膝，位于大腿内侧，髌底内侧端上2寸。

[操作] 用拇指指腹按压血海20次，以局部有酸胀感为度。

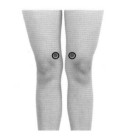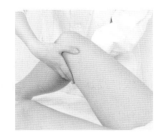

3【三阴交】

[定位] 位于小腿内侧，足内踝尖上3寸，胫骨内侧缘后方。

[操作] 用拇指指腹按压三阴交20次，力度适中。

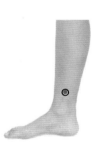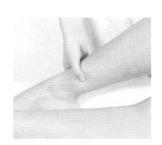

4【照海】

[定位] 位于足内侧，内踝尖下方凹陷处。

[操作] 将食指、中指并拢，用指腹按揉照海2~3分钟。

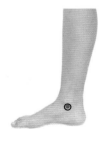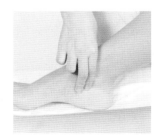

艾灸理疗法

基础操作穴为中脘、关元、子宫、肾俞，适宜肾虚肝郁卵巢早衰及肾阳亏虚卵巢早衰。肾虚肝郁加灸照海、太冲；肾阳亏虚加灸腰阳关。

1【中脘】

[定位] 位于上腹部，前正中线上，当脐中上4寸。

[操作] 将燃着的艾灸盒放于中脘上，灸治10~15分钟。

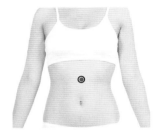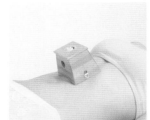

2【关元】

[定位] 位于下腹部，前正中线上，当脐中下3寸。

[操作] 将燃着的艾灸盒放于关元上，灸治10~15分钟。

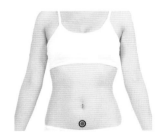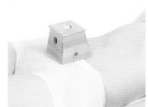

3【子宫】

[定位] 位于下腹部，当脐中下4寸，中极旁开3寸。

[操作] 用艾条温和灸法灸治子宫10~15分钟。

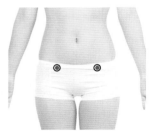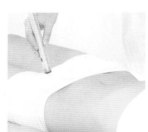

4【肾俞】

[定位] 位于腰部，当第二腰椎棘突下，旁开1.5寸。

[操作] 将燃着的艾灸盒放于肾俞上灸治10~15分钟。

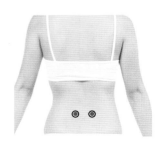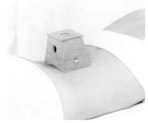